4139

Oppermann · Bildkatalog zum Staatsexamen

Dr. med. Dirck Oppermann

Bildkatalog zum 2. und 3. Staatsexamen

mit typischen Farbabbildungen und ausführlichen Kommentaren zu allen schwierigen Fragen

Verlag Jungjohann · Neckarsulm

Zuschriften und Kritiken an:
Dr. med. H. Jungjohann, Postfach 1252, 7107 Neckarsulm

1. Auflage April 1985

Herstellung: Heidelberger Reprographie Andreas Grosch GmbH,
Seestraße 72, 6904 Eppelheim-Heidelberg

Vorwort

„Mediziner sind Augentiere“ (Zitat von Prof. Feneis, Tübingen)

Prof. Dr. Dr. h.c. H.E. Bock legte sehr viel Wert auf intuitive prima-vista-Diagnostik (neben perfekter körperlicher Untersuchungstechnik), die gerade für den Hausarzt (ohne Großhaderner computerisiertes Zentrallabor) so elementar wichtig ist. Nach eigener Erfahrung wird z.B. eine Akromegalie in Deutschland häufiger von famulierenden Studenten als von den Hausärzten erkannt. Kein Ruhmesblatt für die vielgepriesene Selbstfortbildung (ohne Erfolgskontrolle!) der deutschen Ärzte.

Die Patienten der Praxis sind die gleichen wie die in den Prüfungsfragen des IMPP. Es sind eigentlich nur typische Bilder gezeigt.

Keine mündliche Prüfung kann genauer diese prima-vista- und intuitiven Fähigkeiten eines Arztes objektiv prüfen als multiple choice Prüfungsfragen mit Abbildungen.

Viel Erfolg bei der Prüfung

Mainz, im Januar 1985 — Dr. med. Dirck Oppermann

Inhaltsverzeichnis

1 Auf der Abbildung Nr. 1 B sehen Sie die Schnittfläche einer Leber. – Es handelt sich um (eine)

(A) Fettleber
(B) leukämische Infiltrationen
(C) akute Leberdystrophie
(D) Blutstauung
(E) chronische Hepatitis

2 Die Abbildung Nr. 2 B zeigt einen Ausschnitt des mikroskopischen Präparates einer Dünndarmbiopsates. – Welche Aussagen treffen zu?

(1) Es handelt sich um eine Enteritis regionalis.
(2) Es handelt sich um eine primäre oder sekundäre Sprue.
(3) Als Ursache der Veränderung kommt eine glutensensitive Enteropathie in Betracht.
(4) Es handelt sich um einen Laktasemangel.
(5) Die Veränderung bewirkt klinisch ein Malabsorptionssyndrom.

(A) nur 1 und 5 sind richtig
(B) nur 2 und 5 sind richtig
(C) nur 3 und 5 sind richtig
(D) nur 4 und 5 sind richtig
(E) nur 2, 3 und 5 sind richtig

3 Sie sehen als Arzt für Allgemeinmedizin ein 14jähriges Mädchen (162 cm, 30 kg), das von ihren Eltern wegen Gewichtsabnahme seit einem Jahr vorgestellt wird. Keine akuten Krankheitserscheinungen, Abb. 3 B der Beilage zeigt den Inspektionsbefund. – Welche anamnestischen Angaben passen zur wahrscheinlichsten Diagnose?

(1) Amenorrhoe
(2) Eßstörung
(3) Obstipation
(4) Apathie
(5) Polyurie, Polydipsie

(A) nur 1 und 4 sind richtig
(B) nur 4 und 5 sind richtig
(C) nur 1, 2 und 3 sind richtig
(D) nur 2, 3 und 5 sind richtig
(E) 1 – 5 = alle sind richtig

4 Worum handelt es sich am wahrscheinlichsten bei dem Röntgenbild (s. Abb. 4B der Beilage) eines Kindes?

(A) Dysostosis multiplex
(B) Achondroplastie
(C) Osteogenesis imperfecta
(D) Rachitis
(E) Osteoporose

Klinische Fallbeschreibungen I

1D 2E 3C 4D

5 Der Zustand an der Unterlippe des Patienten (siehe Bildbeilage, Abbildung Nr. 5B) besteht seit 1 Jahr. Die Infiltration nimmt zu. – Welche der folgenden Diagnosen ist am wahrscheinlichsten?

(A) syphilitischer Primäraffekt
(B) Cheilitis simplex chronica
(C) Lichen ruber verrucosus
(D) verruköse Leukoplakie
(E) Carcinoma spinocellulare

6 Beide Herde an der Schulter bestehen seit einigen Wochen und vergrößern sich ständig. Den jetzigen Zustand zeigt Abbildung Nr. 6B (siehe Bildbeilage). Die Herde sind gut fünfmarkstückgroß und jucken nur wenig. – Welche der folgenden Diagnosen ist am wahrscheinlichsten?

(A) fixes toxisches Exanthem
(B) Erythema chronicum migrans
(C) Trichophytie (Tinea corporis)
(D) Granuloma anulare
(E) Erythema exsudativum multiforme

7 Die krustösen Hautveränderungen im Gesicht des 3jährigen Kindes begannen vor 1 Woche an den Nasenlöchern und breiteten sich aus. Es besteht fast kein Juckreiz. Den jetzigen Zustand zeigt Abbildung Nr. 7B (siehe Bildbeilage). – Welche der folgenden Diagnosen ist am wahrscheinlichsten?

(A) Impetigo contagiosa
(B) seborrhoisches Ekzem
(C) akute Kontaktdermatitis
(D) Candidamykose
(E) Angulus infectiosus

8 Der derbe, randbetonte Tumor (siehe Bildbeilage, Abbildung Nr. 8B) bei einem 58jährigen Patienten ist vor 3 Jahren entstanden und wird langsam größer. – Welche der folgenden Diagnosen ist am wahrscheinlichsten?

(A) Verruca seborrhoica senilis
(B) Keratosis senilis
(C) Cornu cutaneum
(D) Basaliom
(E) Verruca vulgaris

5E 6C 7A 8D

9 Die vorliegende Thoraxübersichtsaufnahme (siehe Abbildung Nr. 9 B der Beilage) zeigt eine verstärkte Transparenz im linken Mittel- und Unterfeld. - Es handelt sich am wahrscheinlichsten um:

(A) ein Emphysem des linken Unterlappens
(B) eine Vortäuschung einer verstärkten Transparenz der linken infolge verminderter Transparenz der rechten Lunge
(C) eine Zyste des linken Unterlappens
(D) einen partiellen Pneumothorax
(E) Zustand nach Ablatio mammae links

10 Bei dem abgebildeten Röntgenbild (siehe Abbildung Nr. 10 B der Beilage) eines Patienten handelt es sich am ehesten um

(A) einen Aortenklappenfehler
(B) einen Mitralfehler
(C) ein Herzwandaneurysma
(D) ein normales Herz
(E) eine Herzbeuteltamponade

11 Bei einem 35jährigen Patienten mit bekannten Alkoholabusus wurde ein Urogramm durchgeführt, dabei stellten sich kalkdichte Verschattungen dar (siehe Abbildung Nr. 11 B der Beilage). - Es handelt sich bei diesen Verschattungen am ehesten um:

(A) Zustand nach ERCP
(B) verkalktes Aortenaneurysma
(C) Verkalkungen des Pankreas
(D) verkalkte mesenteriale Lymphknoten
(E) einen Normalbefund bei Zustand nach Lymphographie

12 Von einer Patientin liegen eine p.a. Thoraxaufnahme sowie eine Aufnahme in Rechtsseitenlage bei horizontalem Strahlengang vor (siehe Abbildung Nr. 12 B und Nr. 13 B der Beilage). - Welche Diagnose ist am wahrscheinlichsten?

(A) Zwerchfellhochstand
(B) basale Pneumonie
(C) Pleuraerguß
(D) Atelektase des rechten Unterlappens
(E) Zwerchfelltumor

9 E 10 A 11 C 12 C

13 Bei den Röntgenbildern (siehe Abbildung Nr. 14 B und Nr. 15 B der Beilage) handelt es sich am ehesten um ein(e)

(A) verkalktes Aortenaneurysma
(B) Neurinom
(C) intrathorakale Struma
(D) Thymom
(E) Traktionsdivertikel

14 Das abgebildete Röntgenbild (siehe Abbildung Nr. 16 B der Beilage) zeigt eine

(1) Rhizarthrose
(2) Heberdensche Arthrose
(3) Navikularefraktur

(A) nur 1 ist richtig
(B) nur 2 ist richtig
(C) nur 3 ist richtig
(D) nur 1 und 2 sind richtig
(E) nur 2 und 3 sind richtig

15 Nach Sturz vom Pferd wird bei einem Patienten mit starken Rückenschmerzen und Hämaturie die vorliegende Abdomenübersichtsaufnahme (siehe Abbildung Nr. 17 B der Beilage) angefertigt. - Welche Diagnose ist am wahrscheinlichsten?

(A) retroperitoneales Hämatom und Querfortsatzfrakturen rechts
(B) Sprengung der linken Ileosakralfuge
(C) persistierende Apophysen an den Querfortsätzen rechts
(D) Frakturen des 3. und 4. Lendenwirbelkörpers
(E) Ein pathologischer Befund ist nicht sichtbar.

16 Ein 72jähriger Patient klagt seit Jahren über gelegentliche Durchfälle und schmerzhafte Tenesmen mit vereinzelten Blutbeimengungen im Stuhl. Keine Gewichtsabnahme. Bei der vorliegenden Doppelkontrastaufnahme des Rektum-Sigmabereiches (siehe Abbildung Nr. 18 B der Beilage) handelt es sich am wahrscheinlichsten um

(1) Divertikulose
(2) verstärkte Kontraktion
(3) divertikulitische Stenose
(4) Kotstein
(5) ischämische Stenose

(A) nur 1 ist richtig
(B) nur 4 ist richtig
(C) nur 1 und 2 sind richtig
(D) nur 1 und 3 sind richtig
(E) nur 1 und 5 sind richtig

13 A 14 A 15 A 16 D

17 Auf der vorliegenden Abdomenübersichtsaufnahme (siehe Abbildung Nr. 19 B der Beilage) eines Patienten, bei dem vor längerer Zeit eine Operation im Oberbauch durchgeführt wurde, ist folgende Diagnose am wahrscheinlichsten:

(A) Leberabszeß
(B) Luft in den Gallengängen
(C) Pneumoretroperitoneum
(D) Luft in der Pfortader
(E) Pneumoperitoneum

18 Bei einem Patienten mit einem Nierentumor wurde eine Cavographie durchgeführt (siehe Röntgenbild Nr. 20 B der Beilage). - Diese zeigt

(A) einen Normalbefund
(B) ein Einstromphänomen aus den Nierenvenen
(C) einen Artefakt (Luftüberlagerung)
(D) einen Tumorzapfen
(E) eine Impression durch einen gutartigen Wirbeltumor

19 Eine 22jährige Schwangere M. VII klagt zunehmend über Kopfschmerzen, Schwindel und Flimmern vor den Augen. Bei der ophthalmoskopischen Untersuchung findet sich das beiliegende Fundusbild (siehe Beilage, Abbildung Nr. 21 B) - Was sehen Sie?

(1) Papille ödematös
(2) Blutungen in der Netzhaut
(3) „Cotton-wool"-Herde
(4) vermehrt gefüllte, gestaute Venen
(5) Arterien unauffällig

(A) nur 1 und 2 sind richtig
(B) nur 2 und 3 sind richtig
(C) nur 3, 4 und 5 sind richtig
(D) nur 1, 2, 3 und 4 sind richtig
(E) 1 - 5 = alle sind richtig

20 Die Deformierung des abgebildeten Patienten (siehe Beilage, Abbildung Nr. 22 B und Nr. 23 B) ist kennzeichnend für eine(n)

(A) Lähmung des M. serratus anterior
(B) hochsitzende Mißbildungsskoliose
(C) muskulären Schiefhals
(D) Schlüsselbeinaplasie
(E) Aplasie des M. pectoralis major

17 B 18 D 19 D 20 B

21 Partieller Riesenwuchs mit Hautveränderungen und varikösen Venektasien (Abbildung Nr. 24 B; 19jähriger Patient) ist kennzeichnend für:
(A) Neurofibromatose
(B) Hyperparathyreoidismus
(C) Morbus Addison
(D) Thrombose der Vena cava inferior
(E) Klippel-Trénaunay-Weber-Syndrom

22 Das Röntgenbild (Abbildung Nr. 25 B, siehe Beilage) zeigt eine Verschattung der linken Kieferhöhle und der Siebbeinzellen. - Welcher Befund ist darüber hinaus von besonderer Bedeutung für die Verdachtsdiagnose?
(A) leichte Verschattung auch der linken Stirnhöhle
(B) Deviation des knöchernen Septums nach rechts
(C) Defekt der knöchernen medialen und oberen Kieferhöhlenwand
(D) der Zustand der Oberkieferzähne
(E) die geringe Ausbildung der Stirnhöhlen

23 Ein 30jähriger vorher augengesunder Patient klagt über dumpfe Schmerzen am Auge. Nach der Einträufelung von Scopolamin ergibt sich das beiliegende Bild (Beilage Abbildung Nr. 26 B). - Welches ist Ihre Diagnose?
(1) Iridozyklitis
(2) Keratoconjunctivitis
(3) vordere Synechie
(4) hintere Synechie
(5) ziliare Injektion
(A) nur 1 ist richtig
(B) nur 2 ist richtig
(C) nur 1 und 3 sind richtig
(D) nur 1 und 4 sind richtig
(E) nur 1, 4 und 5 sind richtig

24 Sie finden bei der ophthalmoskopischen Untersuchung eines 55jährigen Mannes das dargestellte Fundusbild (siehe Beilage Abbildung Nr. 27 B). - Welche Verdachtsdiagnose stellen Sie anhand des Bildes?
(A) essentielle Hypertonie
(B) Diabetes mellitus
(C) Verdacht auf Hirntumor
(D) beginnende glaukomatöse Exkavation
(E) Glomerulonephritis

21 E 22 C 23 E 24 A

25 Auf den Abbildungen Nr. 28 B und Nr. 29 B (siehe Beilage) sehen Sie das makroskopische und mikroskopische Präparat eines Tumors. - Die Diagnose lautet:
(A) Neurinom
(B) Ependymom
(C) Oligodendrogliom
(D) Meningeom
(E) Medulloblastom

26 Das seitliche Schädelröntgenbild (siehe Abbildung Nr. 30 B der Beilage) zeigt
(A) einen Normalbefund
(B) eine Kalottenfraktur
(C) eine Felsenbeinfraktur
(D) eine erweiterte Sella turcica
(E) multiple Kalottenosteolysen bei Plasmozytom

27 Das computertomographische Bild (siehe Abbildung Nr. 31 B der Beilage) ohne Kontrastmittelinjektion wurde bei einem Patienten mit Apoplexie (Hemiparese rechts und Aphasie) angefertigt. - Es handelt sich um
(A) ein normales Computertomogramm
(B) eine Blutung in die innere Kapsel
(C) einen Infarkt der A. cerebri media
(D) einen Hirntumor
(E) ein subdurales Hämatom links

28 Das äußere Genitale des 4jährigen Knaben (siehe Bildbeilage, Abbildung Nr. 32 B) zeigt einen Befund, der charakteristisch ist für:
(A) männlichen Pseudohermaphroditismus
(B) adrenogenitales Syndrom
(C) Kloake
(D) Hypospadie
(E) Epispadie

29 Durch welche Berufsnoxe ist der in der Abbildung Nr. 33 B der Beilage (Sputumausstrich) dargestellte Befund bedingt?
(A) Cadmium-Staub
(B) Blei-Staub
(C) Aluminium-Staub
(D) Asbest-Staub
(E) Quarzstaub

30 Der in der Abbildung 34 B (siehe Beilage) wiedergegebene haematologische Befund legt den Verdacht nahe auf eine Intoxikation durch
(A) Salpetersäureester
(B) aromatische Nitroverbindungen
(C) anorganische Bleiverbindungen
(D) Benzol
(E) Schwefelkohlenstoff

25 A 26 A 27 C
28 E 29 D 30 C

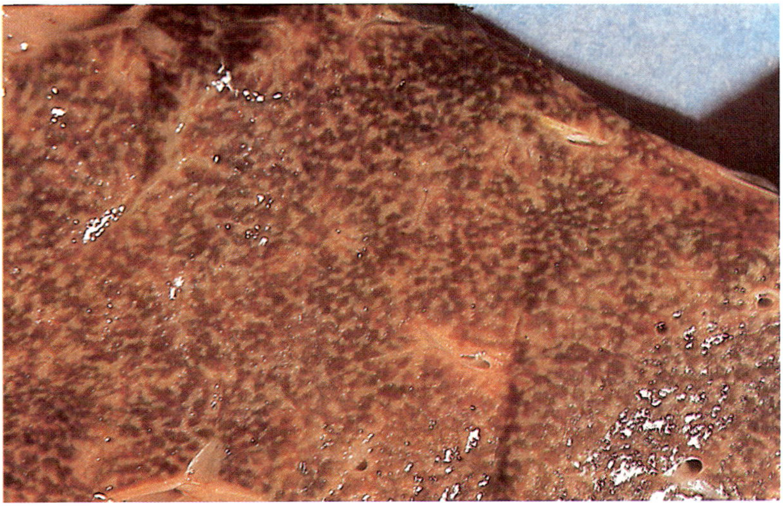

Abbildung 1 B

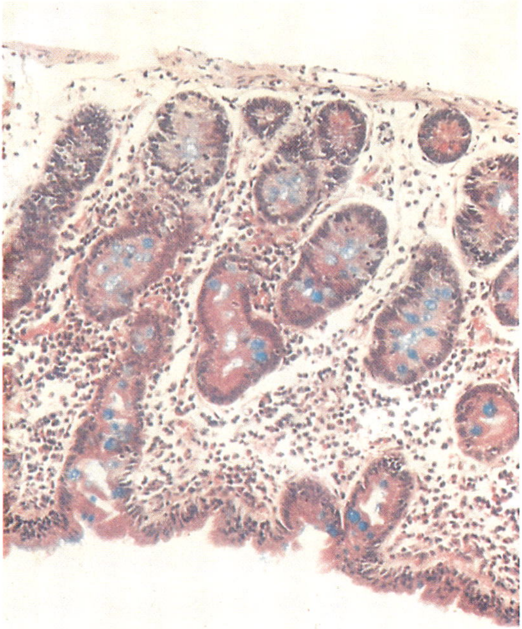

Abbildung 2 B

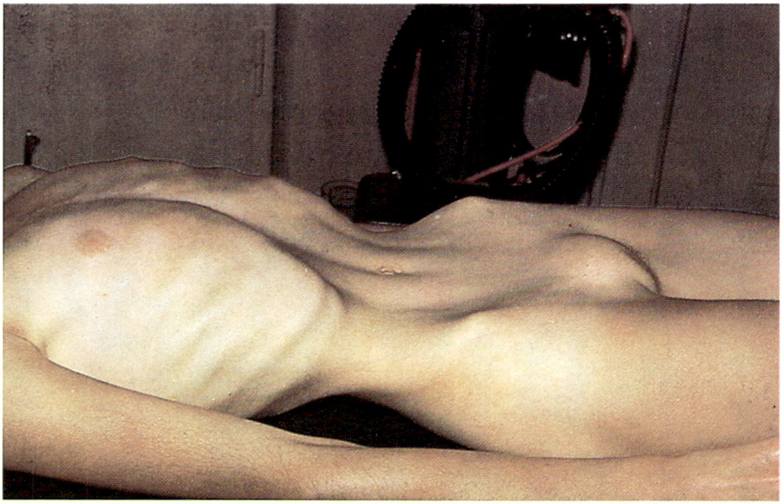

Abbildung 3 B

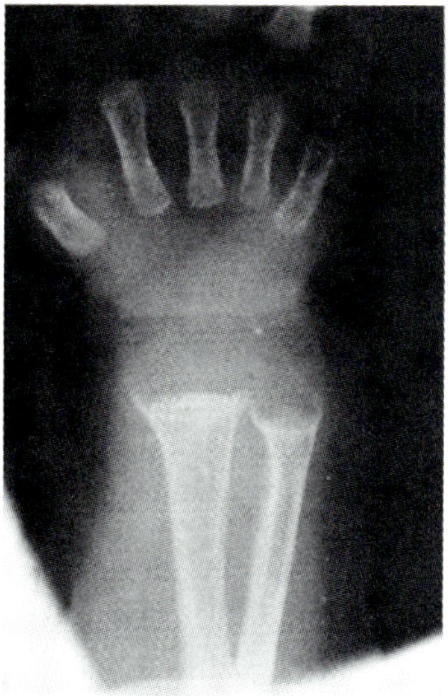

Abbildung 4 B

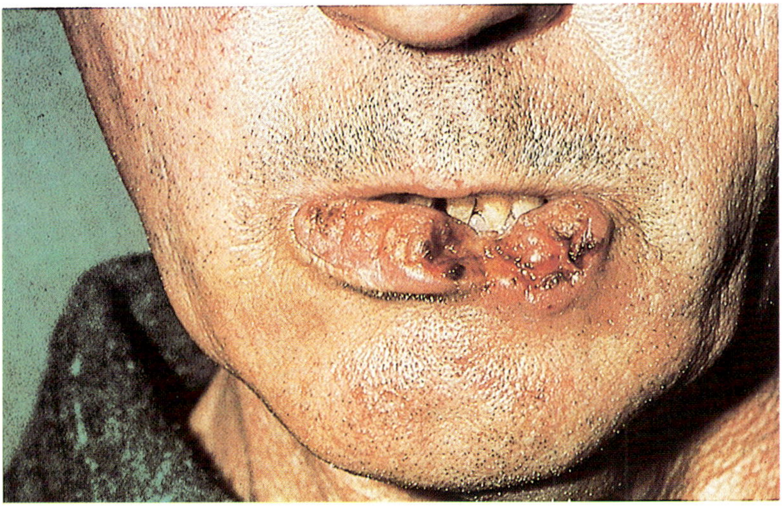

Abbildung 5B

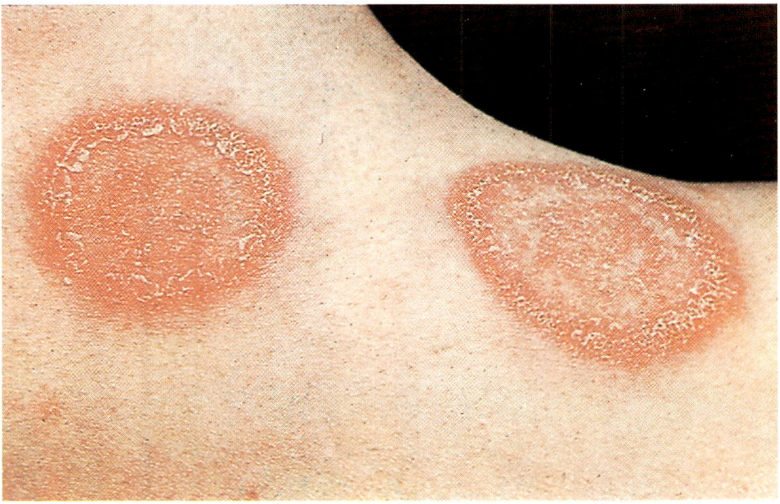

Abbildung 6B

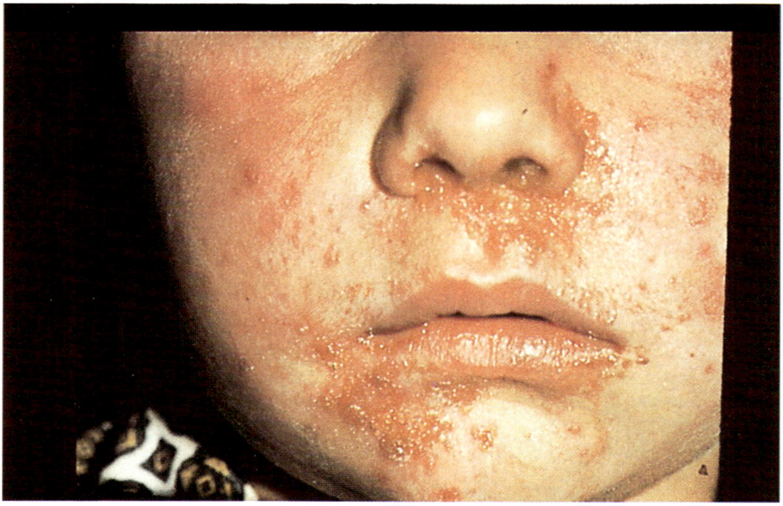

Abbildung 7B

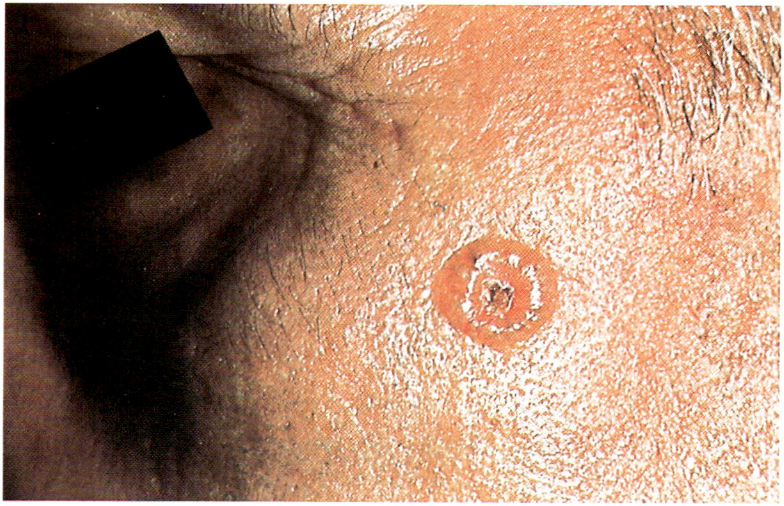

Abbildung 8B

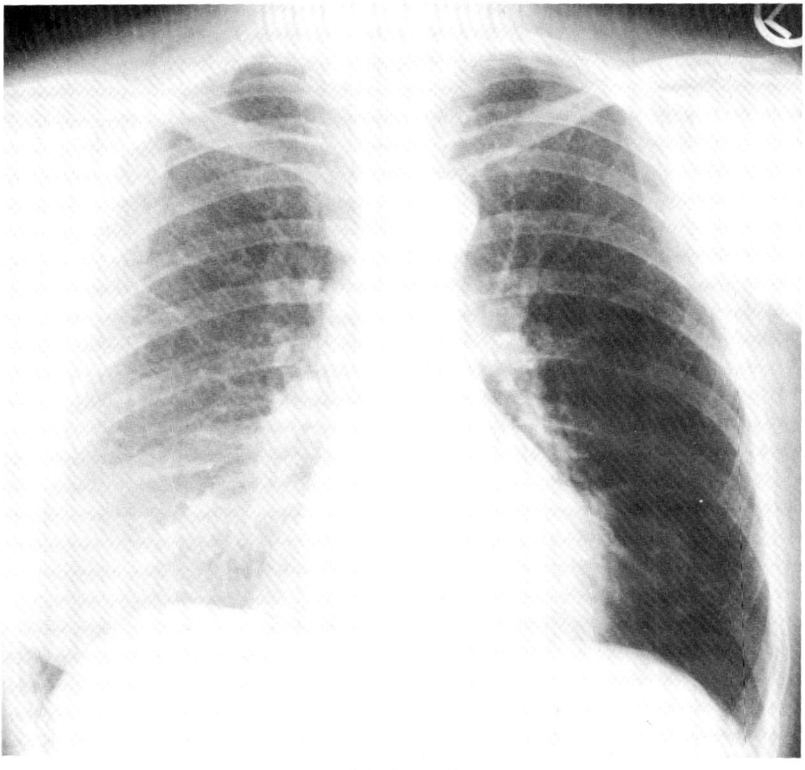

Abbildung 9B

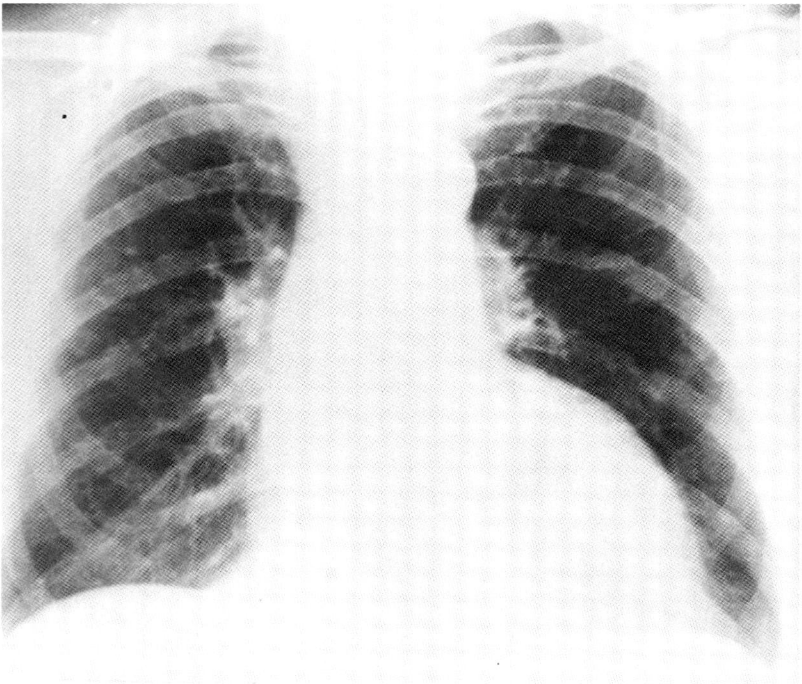

Abbildung 10B

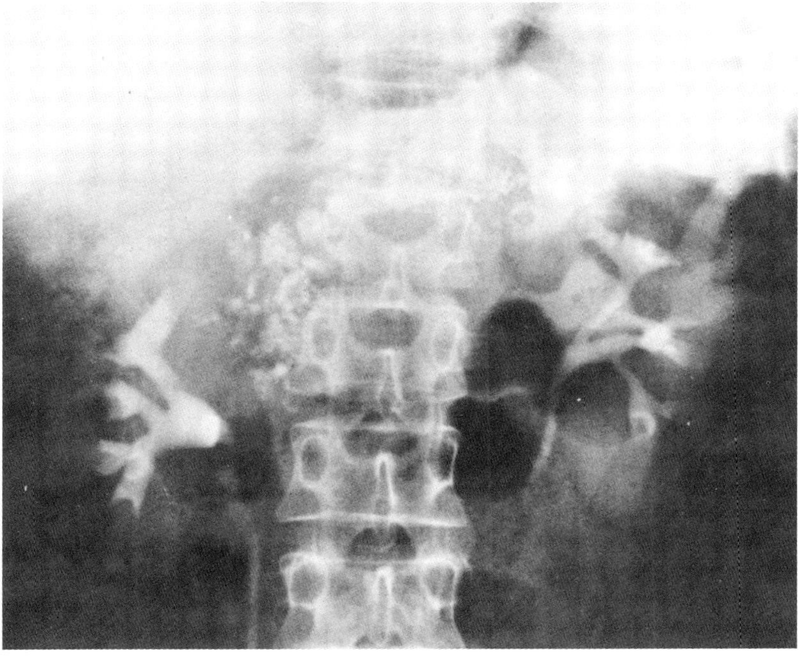

Abbildung 11B

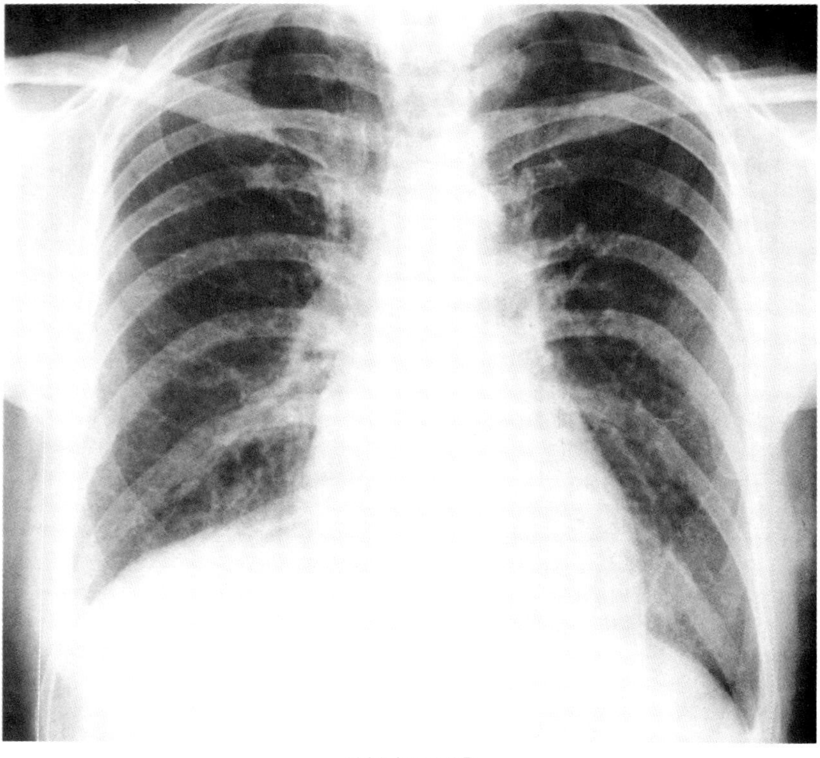

Abbildung 12 B

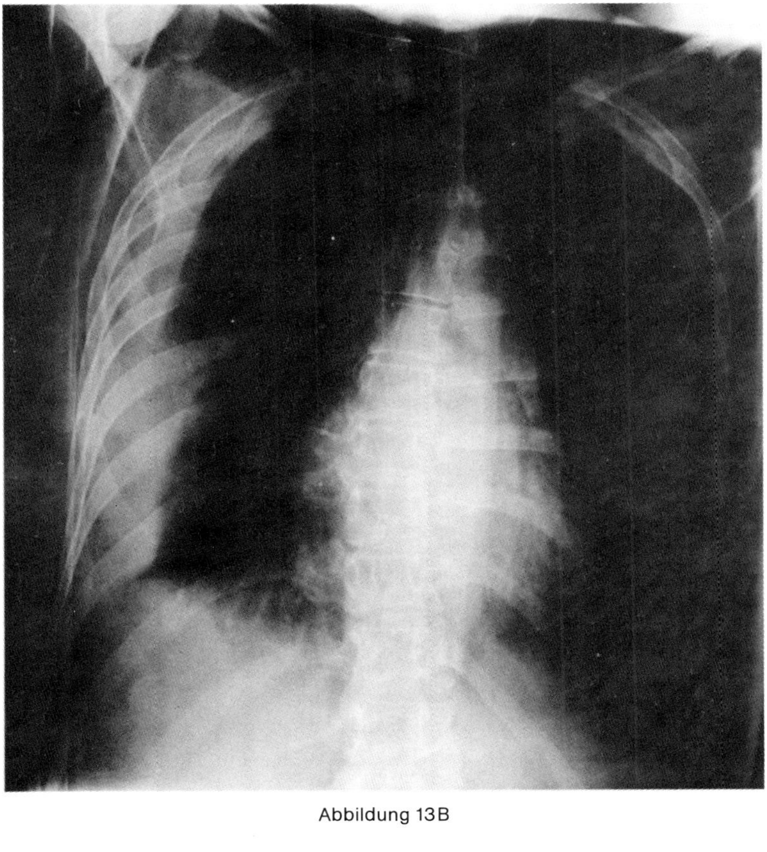

Abbildung 13B

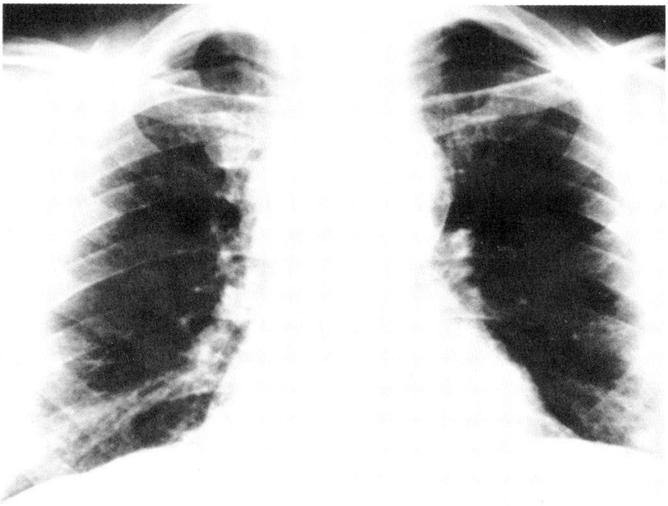

Abbildung 14 B

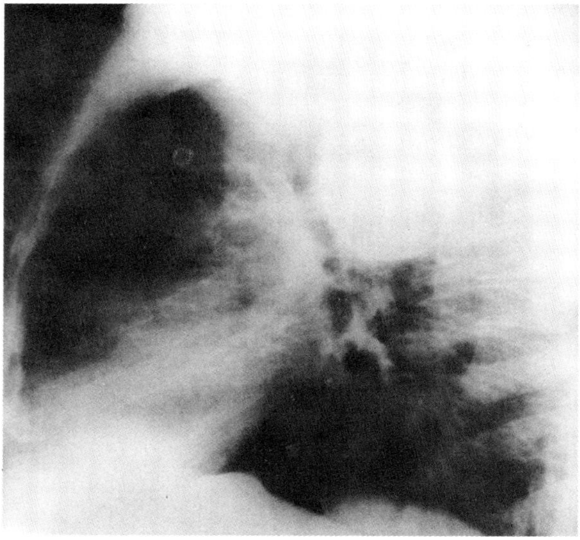

Abbildung 15 B

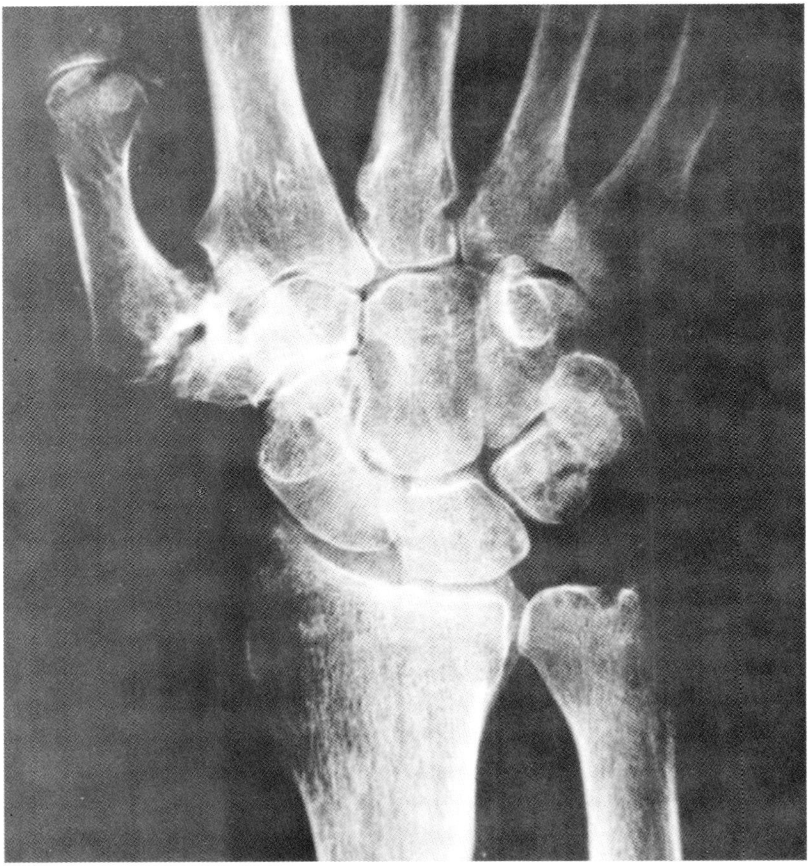

Abbildung 16B

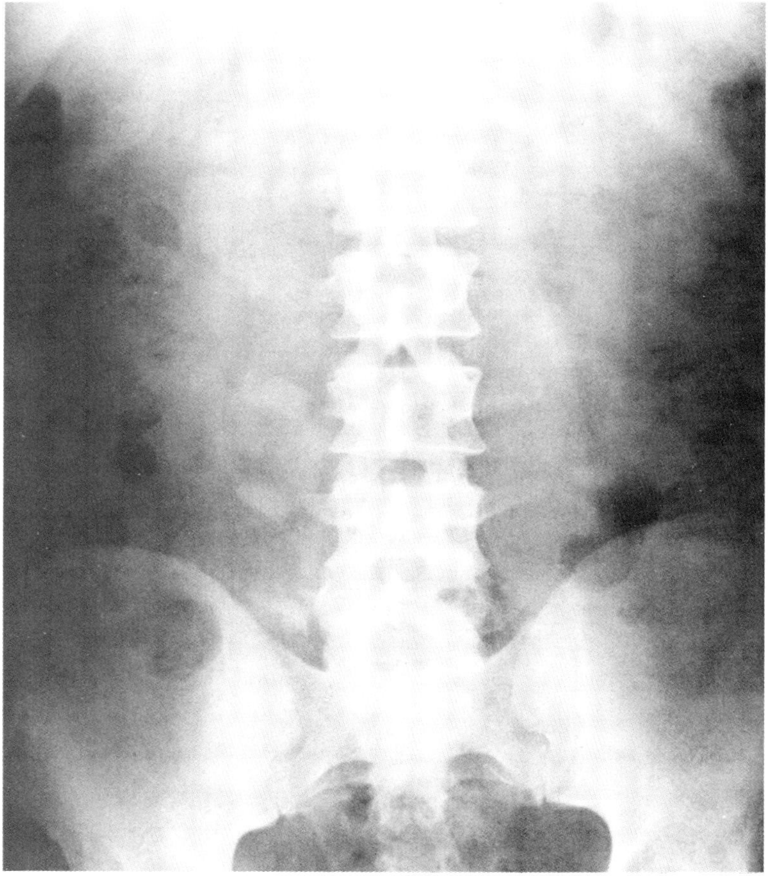

Abbildung 17 B

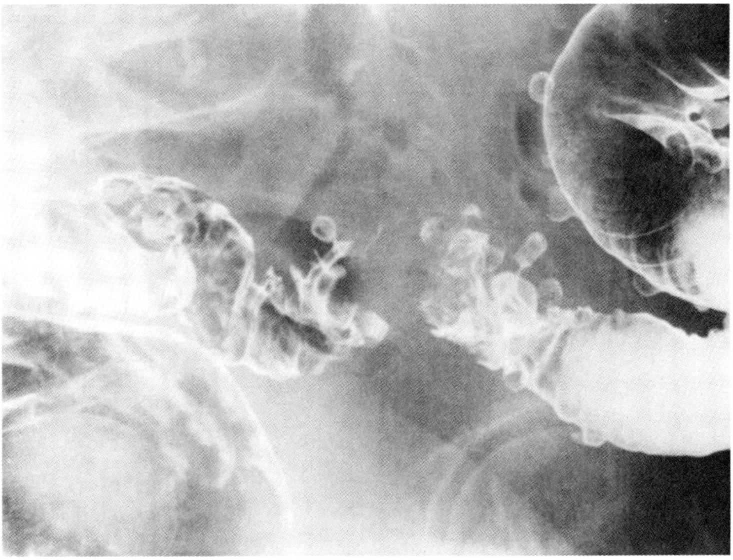

Abbildung 18 B

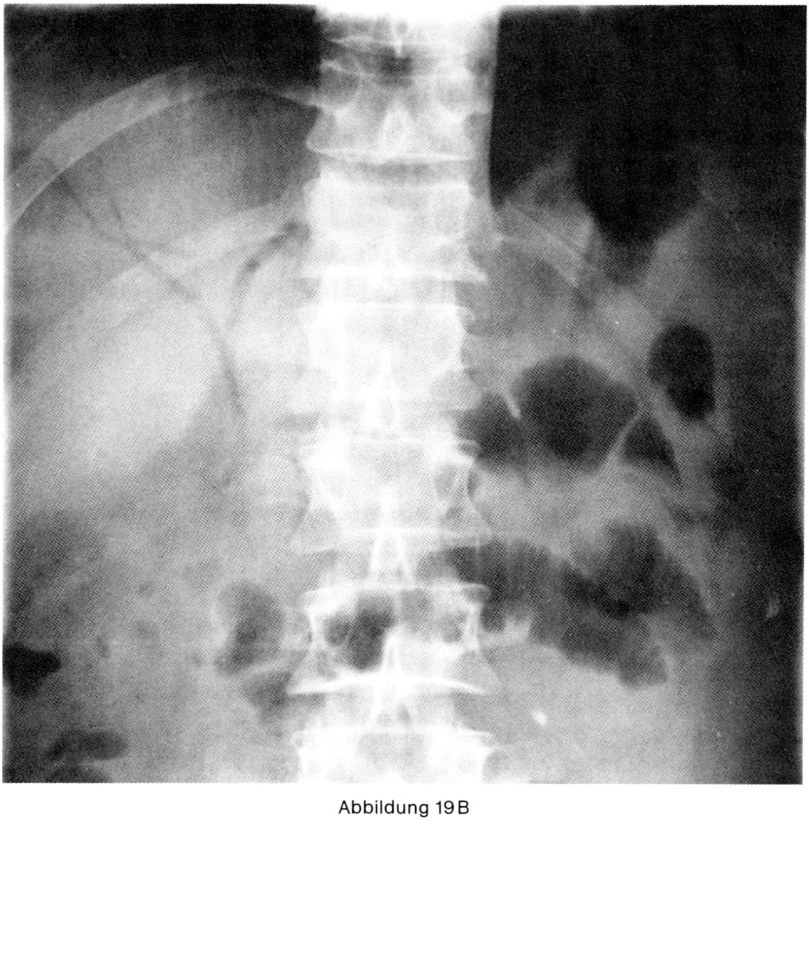

Abbildung 19 B

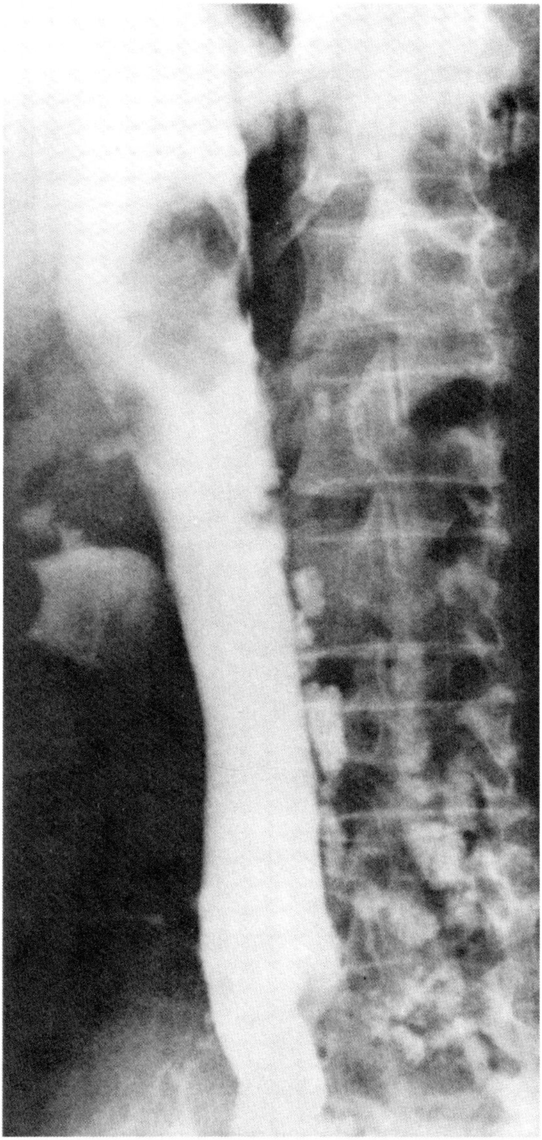

Abbildung 20B

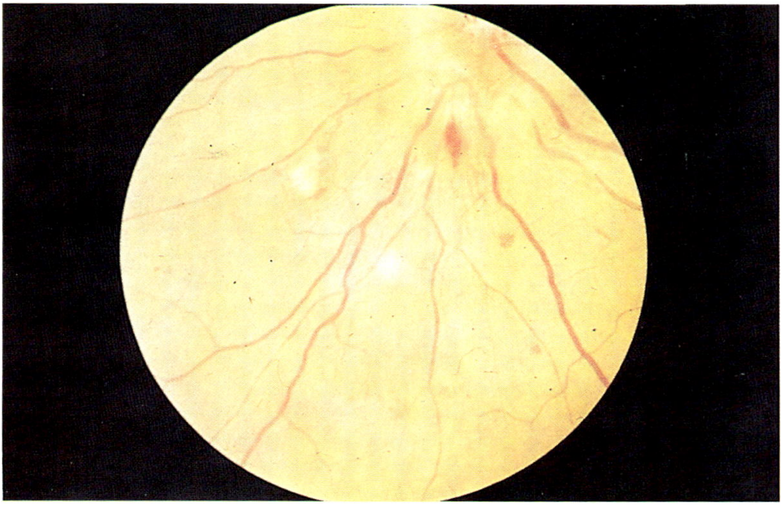

Abbildung 21B

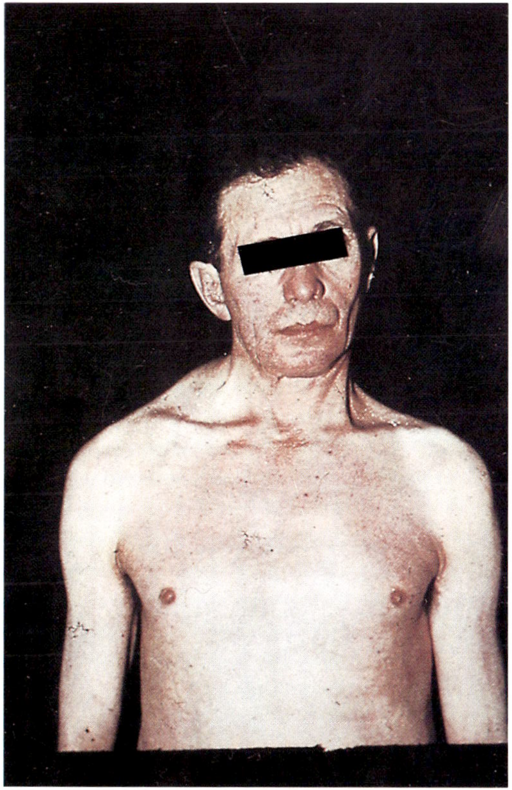

Abbildung 22B

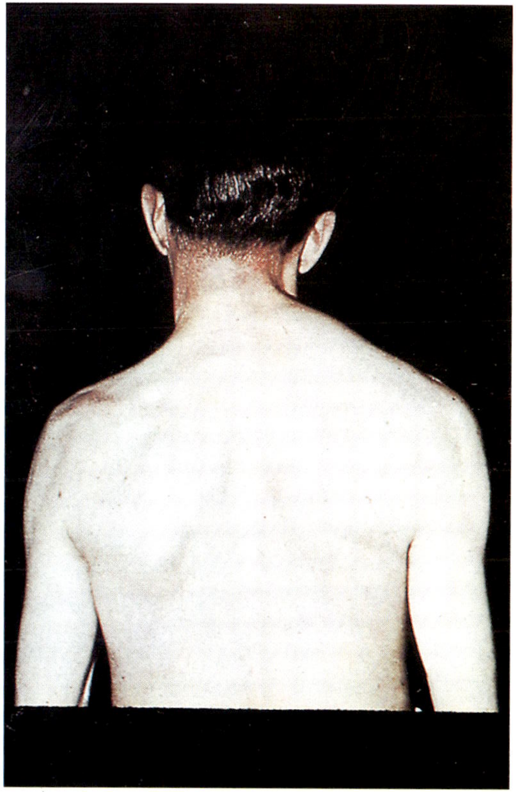

Abbildung 23B

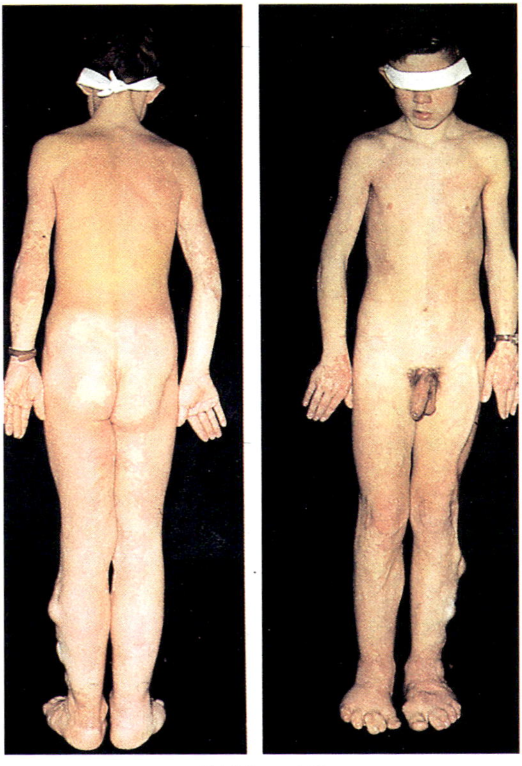

Abbildung 24 B

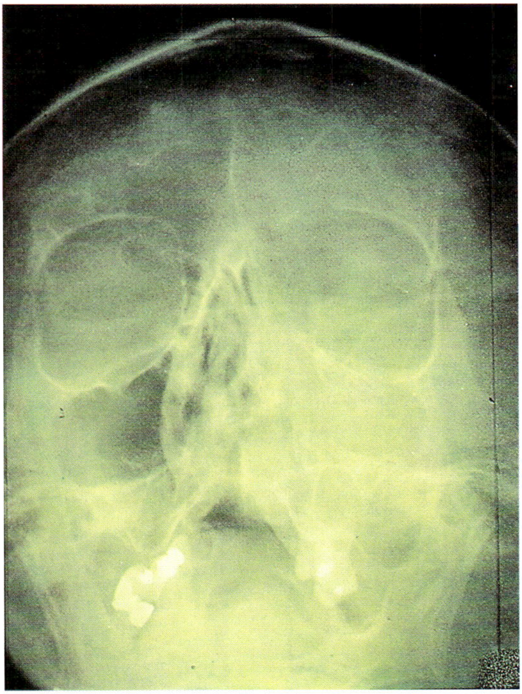

Abbildung 25B

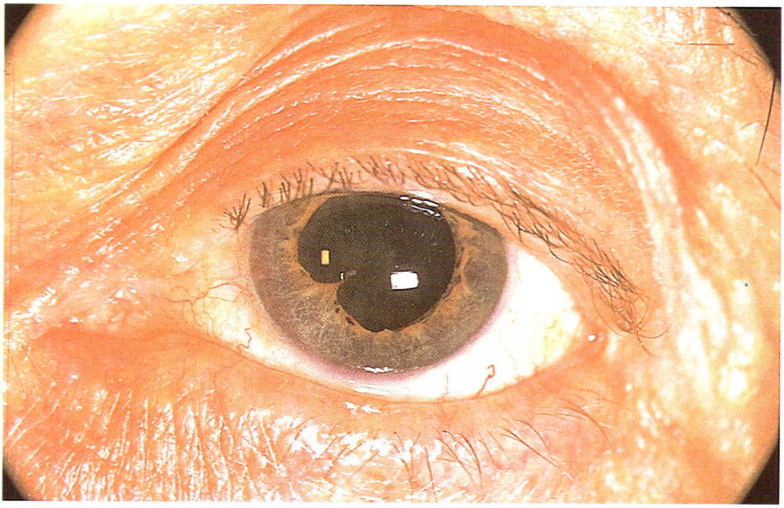

Abbildung 26 B

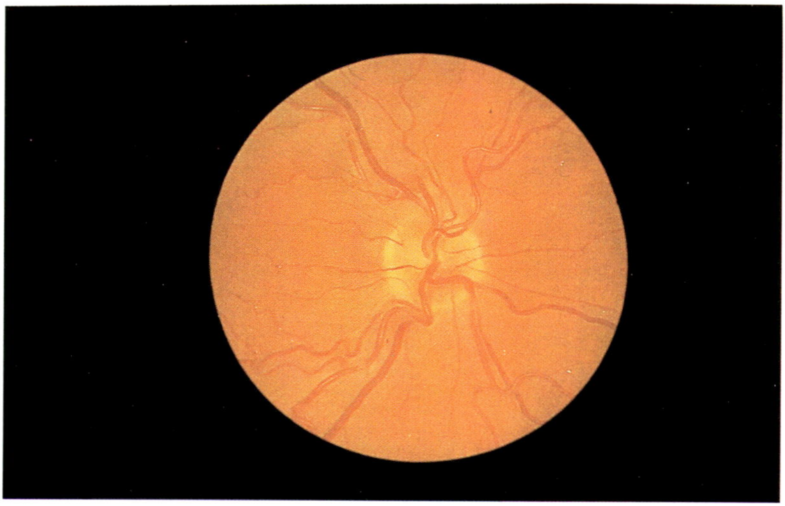

Abbildung 27 B

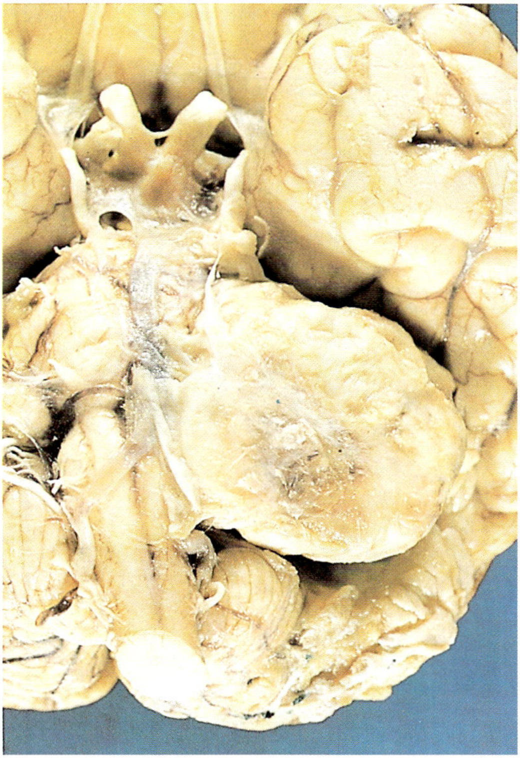

Abbildung 28 B

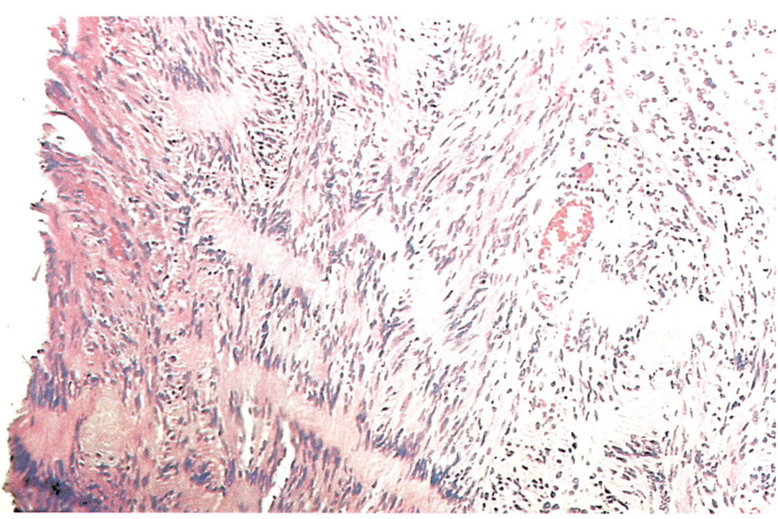

Abbildung 29 B

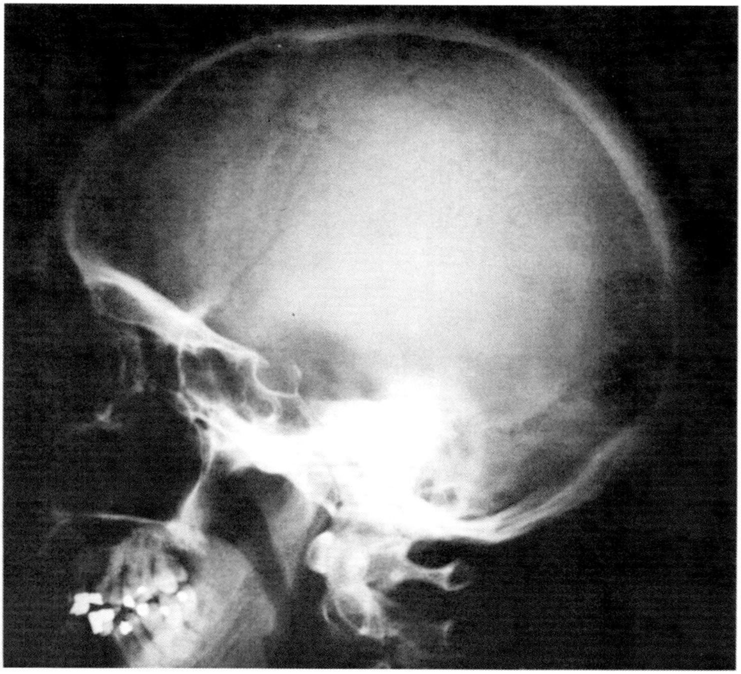

Abbildung 30 B

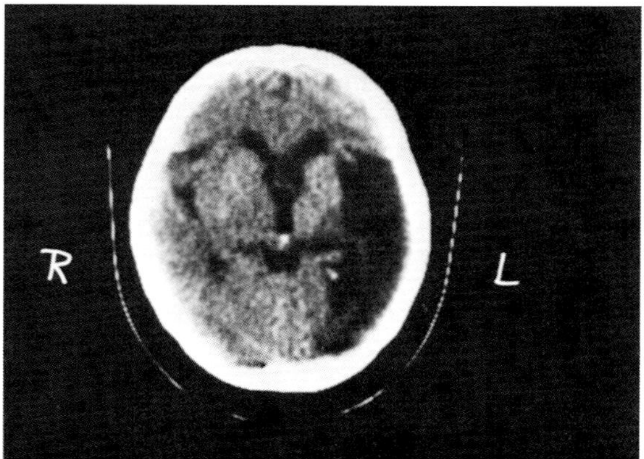

Abbildung 31 B

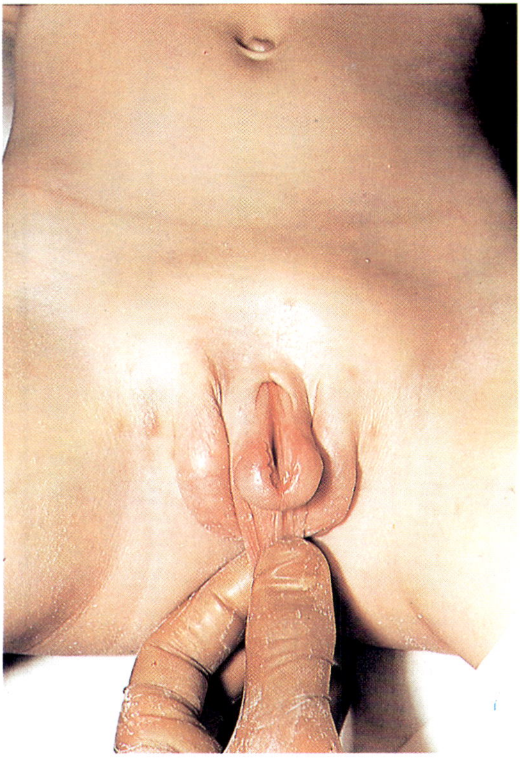

Abbildung 32B

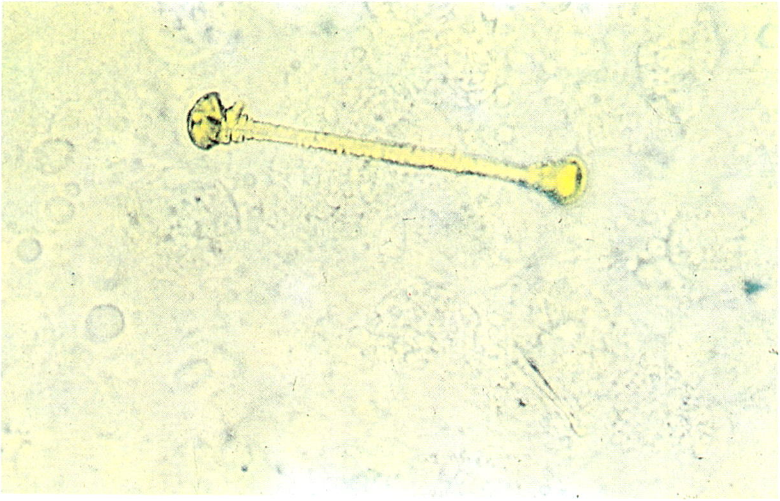

Abbildung 33 B

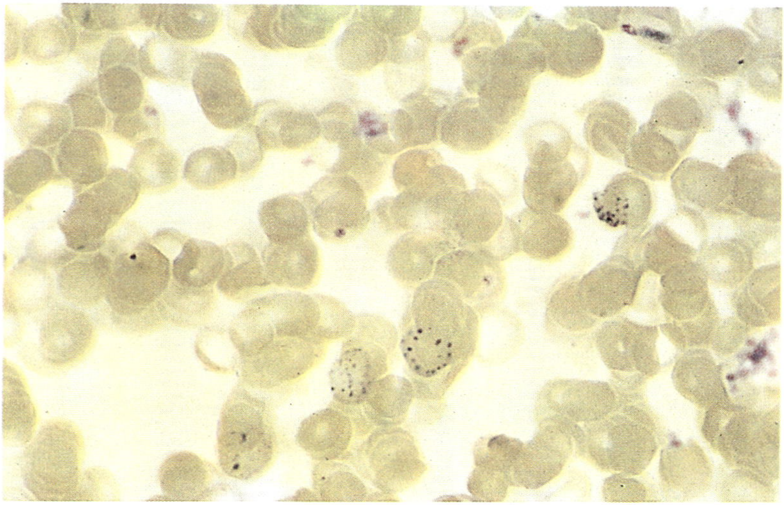

Abbildung 34 B

Kommentare zu Klinischen Fallbeschreibungen I

1 D – Auf der Abbildung (1) sieht man eine chronische Stauungsleber
Abb. (Muskatnußleber). Sogenannte Stauungsstraßen verbinden die gestau-
1 B ten Areale um die Venae centrales miteinander, die peripheren Läppchenanteile (Leberzellen) treten in den Hintergrund. Das Endstadium besteht in einer Stauungsinduration. Neben der Rechtsherzinsuffizienz kann ein Verschluß der Lebervenen Ursache sein.
Vorkommen: Morbus Budd - Chiari, Polycytämie, Tumoren etc.

2 E – Es liegt eine Sprue vor, im Kindesalter als Zöliakie bezeichnet. Zu-
Abb. grunde liegt dieser Erkrankung eine Sensibilisierung gegen Kleber-
2 B eiweiß, bzw. gegen Gliadin (Gluten) und Hordein. Eine erhebliche Verminderung der Dünndarmresorptionsfläche führt zu einem Malabsorptionssyndrom. Die Diagnose wird durch eine Dünndarmbiopsie untermauert: Zottenatrophie, Hyperplasie der Krypten und Infiltrationen von Plasmazellen und Lymphozyten in der Lamina propria.
Vgl. Sieg. 21.14 und Gute Abb. 21.14! Eder S. 551 und Abb. 11.46.

3 C – Leitsymptome: Kachexie bei subjektivem Wohlbefinden der Patientin.
Abb. Meist zusätzlich Amenorrhoe (überwiegend sekundär, bei der Pat. in
3 B Abb. 3 sicherlich **primäre** Amenorrhoe! Pubesbehaarung fehlt (noch!). Bei Ausfall der Axillar- und Pubesbehaarung an Hypophysen-Insuffizienz denken.
Merke 162 cm/30 kg heißt Lebensgefahr, also zunächst internistisch vorsichtige! Gewichtszulage. Ab 45 kg dann erst Psychotherapie. Immer Magensonde bevorzugen. Infusionstherapie viel riskanter. Anfangs beginnen mit 1000 Kcal. (nicht mehr, Cave Phosphatsturz!)
Wichtig: Alle endokrinologischen Befunde sind **Folge** des Untergewichtes und der psychischen Erkrankung.
Vgl. Sieg. 15.10 ff und Tab. 15.5.

4 D – Bei richtiger Vitamin D-Prophylaxe sollte Rachitis nicht mehr vor-
Abb. kommen. Die pathognomonisch-röntgenologischen Zeichen der Ra-
4 B chitis sind: Osteoporose, verspätete Verkalkung der Knochenkerne, verbreiterte und verwaschene Metaphysengrenzen in Becherform (lange Röhrenknochen). Weiterhin subperiostale Osteoidauflagerungen und die sog. Looser'schen (Umbauzonen).

zu (A): Plumpe Metatarsalknochen mit zugespitzten proximalen Enden, Krallenstellung der Finger.

zu (B): Gleich lange Finger, oft gepreizt, größerer Zwischenraum zwischen 3. und 4. Finger.

zu (C): Glasknochen, schlanker, zierlicher Schaft mit verdünnter Corticalis.

Vgl. Lissner II S. 277 und Sieg. 30.12 ff (Osteomalazie = Rachitis des Erwachsenen).

5 E - *Abb. 5 B* Eine derartige zentral ulzerierende Geschwulst mit wallartigem Rand (sog. Hornperlen) ist zusammen mit dem Alter des Patienten (zwischen 50 und 80 Jahren), dem Ort (lichtexponierte Areale v.a. Lippe) und dem raschen Wachstum höchst verdächtig auf ein Spindelzellkarzinom. Sofortige Abklärung (Biopsie, Histologie) und, falls noch möglich, Operation und Röntgenweichstrahlenbehandlung.
Vgl. Rassner S. 175 Abb. 204 und Nasemann S. 345 ff.

6 C - *Abb. 6 B* Man sieht die typischen Läsionen mit entzündlich gerötetem, schuppendem Rand und zentraler Abblassung. Häufigste Erreger und Epidermophyten und Trichophyten.
Differentialdiagnose: Erythrasma (Pilzkultur, Rotfluoreszenz)
Soormykose (Hefennachweis)
Vgl. Hexenringe im Wald (= Pilze)
Nasemann S. 85 ff. Rassner S. 48, Abb. 39: Tinea corporis
DD: Erythema anulare (bei Rheumatischem Fieber) siehe Rausch S. 38.

7 A - *Abb. 7 B* Es handelt sich um eine hochinfektiöse Pyodermie, die v.a. bei Kindern auftritt. Die mit Eiter gefüllten, subkornealen Pusteln platzen oder werden aufgekratzt, sodaß sich honiggelbe Krusten bilden. Meist sind Staphylo- oder Streptokokken verantwortlich zu machen. Vor Therapiebeginn bakteriologische Kultur mit Antibiogramm! Syphilisserologie und Pilzkultur zur Differentialdiagnose!
Vgl. Sieg. 6.15 Rassner Abb. 2.6. Nasemann S. 67 ff.
Impetigo = Eiterflechte (Pschyr. 547)
Morphogenese: Bläschen → Erosion → Kruste → Schuppe → Erythem.

8 D - *Abb. 8 B* Basaliome stellen lokal destruierend wachsende Tumoren der Basalzellschicht dar, die niemals metastasieren. Diagnostisch wichtige Zeichen sind u.a. der randständige „Perlchensaum“, Teleangiektasien auf der Geschwulst und zentrale Erosion. Bevorzugter Sitz von Basaliomen sind periorbitale Region und Haaransatz der Schläfenpartie. Stets ist eine sofortige Exzision im Gesunden erforderlich.
Rassner Abb. 112–115. Nasemann 341 ff.

9 E - *Abb. 9 B* Pseudopathologischer Befund. Die Kontur der rechten Mamma ist gut abzugrenzen. Der rechte Sinus costodiaphragmaticus bleibt frei, könnte bei einer größeren Mamma jedoch auch verschattet sein (Problem des Hängebusens).

10 A – Herzwandaneurysma, siehe Abb. 10.18 Sieg.!
Abb. Aorteninsuffizienz Abb. 10.25 und 10.26 und 10.33! Sieg.
10 B Mitralvitium Abb. 10.42–10.44 und 10.45
DD: 10.56 Panzerherz
DD: 10.17 Trichterbrust (häufige Fehldiagnose)
Lissner II S. 145.

10 A – Zur normalen Röntgenanatomie vgl. Lissner II S. 2 ff.
Man sieht auf der Abb. 10 eine Vergrößerung des linken Ventrikels (aortale Konfiguration, Schuhherz, Entenform), außerdem die Aorta ascendens (= Ausflußbahn) rechts randbildend. Sieg., Abb. 10.15 und 10.33. Am ehesten liegt ein kombiniertes Aortenvitium vor. Eine Vergrößerung des linken Ventrikels (Liss. II Abb. 1.8) führt im p.a.-Bild zu einer Verbreiterung des Herzschattens nach links (unten) mit betonter Herzbucht und im linken vorderen Schrägbild (= LAO = Left Anterior Oblique = Boxer-Stellung = 2. schräger Durchmesser) zu einer verstärkten Dorsalausladung des Herzschattens. Letzteres spricht für eine Vergrößerung des linken Ventrikels, wenn sich der vordere Herzrand **nicht** vorwölbt (wie für Vergrößerung des **rechten** Ventrikels typisch). Eine deutliche Vergrößerung des linken Ventrikels führt zur Rechtsrotation des Herzens.
Vgl. Sieg. Abb. 10.25 und 10.26, 10.33, Liss. Abb. 1.28, 1.30.
B – Sieg. Abb. 10.45. Bei MS ist der linke Vorhof vergrößert. Bei MI zusätzlich der linke Ventrikel vergrößert.
C – Typisch für Herzrandaneurysma: **Unregelmäßige** Ausbuchtungen der Herzkontur im Bereich des linken Ventrikels. Sieg. Abb. 10.18.
D – Vortäuschung einer Herzvergrößerung bei Trichterbrust (Sieg. Abb. 10.17), Flachthorax, Kyphoskoliose (Rechtsskoliose).

11 C – Typisch für **chronische** Pankreatitis: männliches Geschlecht (7 mal
Abb. häufiger als Frauen). Kausal Alkoholabusus in 66% vorliegend. (27%
11 B idiopathisch, 6% seltene Ursachen, Familiarität, Trauma). Alter bei Beginn 40 ± 14 Jahre (X ± SD), meist unter 45. Lebensjahr. In über 60% treten im Verlauf der Erkrankung Pankreasverkalkungen auf! (Sieg. Abb. 20.53), sofern systematisch Abdomenleeraufnahmen in 3 Projektionen (a.p. Boxer- und Fechterstellung) angefertigt werden.

12 C – Die Flüssigkeitsumlagerung bei Rechtsseitenlage beweist die Dia-
Abb. gnose. Bei fraglichem Befund Sonographie des Ergusses, siehe From-
12 B + hold S. 41, Abb. 42.
13 B

13 A – Lokalisation, Art und Häufigkeit der Mediastinalverschattungen: Sieg.
Abb. Abb. 17.21. Der „Tumor" liegt im **hinteren** Mediastinum: Sympathi-
14 B + kusneurinom (Sieg. Abb. 17.17), Aneurysma (Abb. 17.24), Bronchio-
15 B gene Zysten.

Diagnosesicherung mit CT, Echokardiographie (evtl. TEE = Transexophageales Echokardiogramm) und Angiographie (evtl. DSA - Digitale Subtraktions-Angiographie).
Vgl. Sieg. 13.66 ff und Abb. 13.15 sowie Sieg. 17.18 ff.
Sicherheitshalber sollte auch ein Szintigramm der Schilddrüse mit relativ hoher Strahlendosis ^{131}J (etwa 3–5 mCi) erfolgen. (Tc ist schlechter für retrosterbale Strumen geeignet).

14 A - Zur Rhizarthrose vgl. Sieg. 29.18 und Tab. 29.5.
Abb. 16 B
Arthrosis deformans im Daumengrundgelenk = Rhizarthrose
Arthrosis deformans im Finger**end**gelenk = Heberden: Abb. 29.21
Arthrosis deformans im Finger**mittel**gelenk = Bouchard.
Liss II 243: Am Daumen kann isoliert auch das Karpo-Metakarpalgelenk I (= Daumengrundgelenk) betroffen sein (sog. Rhizarthrose).
Rausch S. 165 und 173 ff sowie Abb. S. 174 und Abb. S. 175!
Pschyrembel S. 1038 (254. Auflage) Rhiza = Wurzel (griechisch).
Die Rhizarthrose ist eine meist doppelseitige degenerative Erkrankung der Daumengrundgelenke und wird nicht selten mit einer Gicht verwechselt oder als Folgeerscheinung eines Traumas angesehen. Kann auch bei PCP auftreten.

15 A - Auf der vorliegenden Abdomenübersichtsaufnahme ist der rechte Psoasrandschatten nicht abgrenzbar. Dieser Befund könnte Ausdruck eines retroperitionealen Hämatoms sein, welches durch eine schwere Parenchymverletzung der Niere bedingt ist. Die Hämaturie spricht für eine Mitbeteiligung des Nierenbeckens. Ferner sind auf der rechten Seite deutlich dislozierte Frakturen der Lendenwirbelquerfortsätze zu erkennen.
Abb. 17 B

16 D - Die Doppelkontrastaufnahme zeigt multiple Sigma- und Rektumdivertikel. Auch die geschilderte Anamnese ist für eine Sigmadivertikulitis typisch. Nicht immer ist es möglich, die entzündlich bedingte Stenose von einem Karzinom abzugrenzen. Oft ist die endoskopisch-bioptische Abklärung erforderlich.
Abb. 18 B
Cave: bei **akuter** Divertikulitis **kein** Kolonkontrasteinlauf (Bariumaustritt ins Abdomen!).
Sieg. 21.11 u. Abb. 21.8, 21.10 und 21.11.
Thurn S. 395 Abb. 474!

17 B - Ursachen der Aerobilie:
Abb. 19 B
Z. n. Anlage einer biliodigestiven Anastomose
Z. n. endoskopischer Papillotomie
Z. n. ERCP?
Perforation eines Gallengangsteins in den Darm.

Infektion? mit Anaerobien.
Vgl. Koslowski: S.

18 D - Das Bild zeigt eine Kontrastmittelaussparung im Gefäßlumen. Da
Abb. Hypernephrome besonders häufig in die Vena renalis einbrechen
20 B (in ca. 30–50% der Fälle), ist bei vorliegender Grunderkrankung am ehesten an einen in die Cava vorgewachsenen Tumorzapfen zu denken.

19 D - Zerebrale Symptome (auch Krämpfe) durch hypertensive Enzephalo-
Abb. pathie und Hirnödem. Diese vorliegenden **schwersten** Fundusverän-
21 B derungen sind Zeichen der **malignen (= akzelerierten)** Hypertonie (= RR diastolisch über 120 mmHg, Fundus III + IV, rasche Progredienz mit organischen Veränderungen an Herz, Gehirn, Nieren). Sieg. 14.7 und Abb. 14.4 d, e, f.
DD: Epilepsie
DD: Phäochromozytom (NA-bildend) - ausschließen; 1% extraabdominal → Rö-Thorax p.a. und seitlich (paravertebrale Verschattung im hinteren Mediastinum?)
99% aller Phäo's liegen abdominal, 90% in Nebennierenposition: Sonographie und NMR-Tomographie des Abdomens bei Schwangeren. Sonst CT (Sieg. Abb. 14.23) und ^{131}J-Jodobenzylguanidin-Szintigraphie (Sieg. Abb. 14.24). In 24 Std. Urin (angesäuert) Adrenalin und Noradrenalin bestimmen (3 mal wiederholen) (besser als Vanillinmandelsäure!)

Clonidin-Suppressionstest (Adrenalin + NA-Bestimmung vor und nach 300 mg Clonidin oral: beweist Phäo, wenn NA und Adr. nicht abfällt. Ungefährlicher Test, A + NA-Messung radioenzymatisch). Nicht entdecktes Phäo in Schwangerschaft bedeutet für die Mutter 50–70% Letalität!
Findet ein **sehr erfahrener** Sonographeur **keinen** abdominalen Tumor, so ist ein klinisch **relevantes** Phäochromozytom zu etwa 95% ausgeschlossen!
Auch ein Phäo kann Proteinurie machen.
Netzhautveränderungen in der Schwangerschaft siehe Hollwich S. 199 ff. Arterienengstellung ist 4. Zeichen der manifesten Prae-Eklampsie neben E + P+H. Abb. 2. Tafel 17). Typisches ophthalmoskopisches Bild in Abb. 21: Tonische Engstellung der Arterien. Abschnittsweise Spasmen. Blutungen, Cotton-wool (= Watte)-Herde. Netzhautödem = milchig-weiße Netzhautfarbe.
Papillenödem (= Stauungspapille), Papille unscharf, milchig weiß, vgl. Leydhecker S. 118.

20 B - Die Abbildungen zeigen eine rechtskonvexe Skoliose der Halswirbelsäule. Die rechte Schulter steht höher und mehr lateral, die linke Schulter erscheint mehr medial gelegen. Ursache ist eine Rotation der Halswirbelkörper um ihre Längsachse. Konvexseitig deutet sich ein Rippenbuckel an.
Abb. 22 B + 23 B

zu (A): hier würde man eine Scapula alata erwarten

zu (C): eine Verkürzung des M. sternocleidomastoideus ist nicht zu erkennen

zu (D und E): Schlüsselbeine und Pectrolismuskeln sind beidseits vorhanden.

(A) vgl. Sieg. Abb. 32.27 und Abb. 32.28 und Abb. 32.31.

21 E - Auf Abbildung Nr. 24 ist ein **Klippel-Trénaunay-Weber**-Syndrom dargestellt. Es handelt sich dabei um ein seltenes angeborenes oder in frühester Kindheit erworbenes Mißbildungssyndrom. Die Ätiologie ist unbekannt. Manchmal ist chirurgisches Vorgehen indiziert.
Abb. 24 B

Symptome: Naevus flammeus, variköse Erweiterung der Venen, Hyperplasie von Knochen und Weichteilen des betroffenen Körperabschnitts, gelegentlich Reflex- und Sensibilitätsstörungen.

(A) - Café au lait - Flecken, multiple Fibrome

Vgl. Sieg. Abb. 3.6 und Abb. 3.7.

22 C - Vgl. Liss. S. 569 Abb. 9.17! Knochenszintigramm.
Abb. 25 B
Vgl. Thurn S. 129 u. Abb. 130.
Wenn CT unklar, zusätzlich NMR-Tomographie.
Der Röntgenbefund ist verdächtig auf das Vorliegen eines Neoplasmas mit Arrosion der benachbarten Knochenwände. Vor allem die Verschattung der paranasalen Anteile spricht für einen malignen Prozess. Schichtaufnahmen und Computertomographie könnten die Diagnose sichern.

23 E - Hintere Synechie = durch die Fibrinausschwitzung kommt es zu Verklebungen des Pupillarsaums mit der Linsen**vorder**fläche. Leydhecker 91 ff. Vordere Synechie = Verwachsung zwischen der Iris und der Rückfläche der Hornhaut. Zyklitis = itis des Ziliarkörper; zeigt sich durch Herabsetzung der Akkomodationsbreite und Trübung im vorderen Glaskörperbereich.
Abb. 26 B

Leydhecker S. 44 Abb. 58: Ziliare (bei itis des Ziliarkörpers) und konjuktivale Injektion gleichzeitig = gemischte Injektion. In unserer Abb. 26 sieht man vorwiegend eine ziliare Injektion, d.h. schmaler

roter Saum um die Iris herum, lediglich nasal besteht eine konjunktivale Injektion.
Akute Iritis = Notfall, noch am selben Tag zum Augenarzt.

24 A - *Abb. 27 B* Man blickt auf den Fundus eines **rechten** Auges. Die temporale Papillenseite ist meist heller (also zur Macula hin, die Macula liegt immer temporal der Papille!) Die Arterien und Venen sind vermehrt geschlängelt. Man findet omega-förmige Teilungen der Arterien. Die Arterien spiegeln wie Kupferdraht (Kupferdrahtarterien). Bei 7 Uhr ist ein Gunn'sches Kreuzungsphänomen zu beobachten. Die stark geschlängelte untere Temporalarterie engt die gestreckt verlaufende Vene sanduhrförmig ein. Die Papille ist normal. Keine Blutungen. Keine Cotton-wool-Herde. Fast keine Kaliberschwankungen der Arterien. Das normale Kaliberverhältnis von 2 : 3 (Arterie : Vene) ist erhalten. Insgesamt Stadium 2 nach Tiel, es liegt noch eine **benigne** Hypertonie vor (ophathalmoskopisch) Hollwich S. 195.
Merke am Fundus: Netzhautarterien haben **keine** Pulsation. Die Zentral**vene** zeigt eine spontane **Pulsation** auf der Papille. Vgl. normalen Fundus Hollwich S. 192 Tafel 17 Abb. 1 **und Abb. 2 Tafel 22,** Abb. 1 und 2 Tafel 23. Leydhecker 119.
Sieg. 14.6 Abb. 14.4. a, b, c, d, e, f.

25 A - *Abb. 28 B + 29 B* Bei dem abgebildeten Tumor im Bereich des Kleinhirnbrückenwinkels könnte es sich um ein linksseitiges Acusticusneurinom handeln. Es zeigt ein verdrängendes Wachstum und dellt Brücke sowie Kleinhirn ein. Im histologischen Bild fallen längliche, spindelförmige Zellen auf, welche sich wirbelförmig anordnen. Die Kerne der Zellen reihen sich in einer Art Palisadenstellung nebeneinander.

26 A - *Abb. 30 B* Das Röntgenbild zeigt eine normale Seitenaufnahme des Schädels ohne pathologischen Befund.

27 C - *Abb. 31 B* Linksseitig findet sich ein großer hypodenser, durch einen Mediainfarkt bedingter, auffälliger Bezirk. Auch die Hemiparese paßt dazu. Als DD müßte man noch an einen Tumor oder ein subdurales Hämatom denken, jedoch wäre dann die Verlagerung des Ventrikelsystems zur Gegenseite zu erwarten. Dies ist hier nicht der Fall.

28 E - *Abb. 32 B* Die dargestelle Epispadie zeigt einen unvollständigen Verschluß der Urethralrinne. Auf der Ventralseite ist das Präputium im Überschuß vorhanden. Die Eindellung im Symphysenbereich deutet auf ein Auseinanderklaffen der Schambeinäste hin.
Therapie: operativ-plastische Korrektur

29 D - Im abgebildeten Sputumausstrich ist eine Asbestnadel zu erkennen.
Abb. 33 B Das eigentliche Asbestkörperchen liegt in einer Eiweißhülle und ist an seinen beiden Enden kolbig verdickt. Die goldbraune Verfärbung kommt durch Eiseneinlagerungen in der Hülle zustande. Der Nachweis von Asbestnadeln im Auswurf deutet auf eine Asbestexposition hin, beweist jedoch nicht, daß eine Asbestose der Lunge vorliegt.
Vgl. Sieg. 16.37 und Abb. 16.33.

30 C - Diese charakteristische basophile Tüpfelung der Erythozyten entspricht alterierten Ribosomen, Sieg. 20.15.
Abb. 34 B Psychyr. 123 u. 143: normale Zahl basophil punktierter Erythozyten 0–4/10000. Vermehrt bei gesteigerter Ery-bildung, aber auch bei chron. Nephritis, toxisch bedingten Anämien, Leukämien u.a.
Oft recht ausgeprägt bei **chronischer** Bleivergiftung.
DD: Schüffner-Tüpfelung bei Malaria tertiana, siehe Wiesmann S. 404 mit Abb. 64 (5. Auflage).

Klinische Fallbeschreibungen II

1 Der Anteil der in Abb. 1 A (s. Beilage) dargestellten Zellart im peripheren Blut eines 17jährigen Mädchens nahm eine Woche nach Beginn eines fieberhaften Infektes mit Lymphknotenschwellungen im hinteren Halsbereich zu und stieg bis auf 70% Leukozyten an. - Es handelt sich dabei um

(A) Monozyten
(B) transformierte Lymphozyten
(C) Plasmazellen
(D) Hairy cells
(E) Myeloblasten

2 Bei den nadelförmigen Einschlüssen im Zytoplasma der durch Pfeil markierten Zelle in Abb. 2 A (s. Beilage) handelt es sich um

(A) fusiforme Stäbchen
(B) säurefeste Stäbchen
(C) Auer-Stäbchen
(D) Charcot-Leydensche Kristalle
(E) Toxoplasmen

3 Eine 46jährige Patientin sucht 1 Jahr nach durchgeführter Ablatio mammae die Sprechstunde auf. Es findet sich der abgebildete Befund (s. Beilage, Abb. Nr. 3 A. - Welche der folgenden diagnostischen Maßnahmen ist (sind) sinnvoll?

(1) Skelettszintigraphie
(2) Röntgenaufnahme des Thorax
(3) Exzision und histologische Untersuchung
(4) Abstrich zur bakteriologischen Untersuchung
(5) Bestimmung der Östrogenrezeptoren

(A) nur 5 ist richtig
(B) nur 1 und 3 sind richtig
(C) nur 3 und 5 sind richtig
(D) nur 1, 2, 3 und 5 sind richtig
(E) 1 - 5 = alle sind richtig

4 Bei einer 47jährigen Patientin wird wegen eines tastbaren Knotens in der Schilddrüse ein Szintigramm angefertigt (Abb. 4 A, s. Beilage). - Welche Aussage über diese Patientin trifft voraussichtlich **nicht** zu?

(A) Die Patientin hat eine endokrine Ophthalmopathie.
(B) Die Patientin klagt über Unruhe und Schlafstörungen.
(C) Es besteht eine Sinustachykardie.
(D) Der TSH-Spiegel ist durch TRH nicht stimulierbar.
(E) Der Thyroxinspiegel ist erhöht.

1B 2C 3D 4A

5 Anläßlich einer Einstellungsuntersuchung fallen Ihnen die in Abb. 5 A der Beilage gezeigten Veränderungen im Mundbereich des Patienten auf. – An welche Erkrankung ist in erster Linie zu denken?

(A) Polyposis intestinalis (Peutz-Jeghers-Syndrom)
(B) hereditäre Teleangiektasie (M. Osler)
(C) Leberzirrhose
(D) anaphylaktoide Purpura (M. Schoenlein-Henoch)
(E) Plummer-Vinson-Syndrom

6 Ein 72jähriger Mann hat bei zunehmender Appetitlosigkeit in einem ½ Jahr 10 kg an Gewicht abgenommen. Wegen einer chronischen Bronchitis hat er schon seit 15 Jahren Husten mit gelblichem Auswurf. Vor 40 Jahren wurde eine Tuberkulose durchgemacht, die ausheilte. Die Untersuchung ergibt trockene und feuchte Nebengeräusche über sämtlichen Lungenabschnitten bei wenig verschieblichen Lungengrenzen, Lippenzyanose und Uhrglasnägel. Abb. 6 A der Beilage zeigt das Röntgenbild des Thorax. – Welche Diagnose ist am wahrscheinlichsten?

(A) Pneumonie
(B) Aspergillose
(C) Bronchuskarzinom
(D) Tuberkulose
(E) Lungenembolie

7 Ein 54jähriger blasser Patient hat seit einigen Monaten Kopfschmerzen. Bei körperlichen Anstrengungen treten in der Brust beengende Schmerzen auf, und neuerdings klagt er über Schwindel und Sehstörungen. Den bds. erhobenen Augenhintergrundsbefund zeigt Abb. 7 A (s. Beilage); dabei handelt es sich am wahrscheinlichsten um

(A) eine Retinopathia angiospastica
(B) eine Stauungspapille
(C) eine maligne Myopie
(D) das Frühstadium eines Fundus hypertonicus
(E) einen Fundus arterioscleroticus

5A 6C 7A

8 Abb. 8 A der Beilage zeigt eine Hautveränderung am Ellenbogen eines 19jährigen Patienten mit Angina pectoris. - Welche der folgenden Aussagen trifft **nicht** zu?

(A) Der Patient hat wahrscheinlich eine Hyperlipoproteinämie Typ II n. Fredrickson.
(B) Im Serum dieses Patienten ist eine milchige Trübung (Hyperchylomikronämie) zu erwarten.
(C) Prädilektionsstellen für die Veränderungen wie in Abb. 8 der Beilage sind auch Knie, Handrücken und Knöchel.
(D) Der Patient hat ein besonders hohes Herzinfarktrisiko.
(E) Eine Untersuchung weiterer Familienmitglieder ist anzuraten.

9 Welche der folgenden Erkrankungen kommt als Ursache der in Abb. 9 A und 10 A (s. Beilage) dargestellten Veränderungen am ehesten in Frage?

(A) chronische Polyarthritis (rheumatoide Arthritis)
(B) Diabetes mellitus
(C) familiäre Hypercholesterinämie
(D) Gicht
(E) fibröse Osteodystrophie (M. Recklinghausen)

10 Folgende Befunde sind aus dem EKG der Abb. 11 A (s. Beilage) zu erheben:

(1) Sinusrhythmus mit Vorhofextrasystolie
(2) Bradyarrhythmie bei Vorhofflimmern
(3) rechtsventrikuläre Erregungsausbreitungsstörung (inkompletter Rechtsschenkelblock)
(4) totaler AV-Block
(5) Linkshypertrophie

(A) nur 1 ist richtig
(B) nur 2 ist richtig
(C) nur 4 ist richtig
(D) nur 2 und 3 sind richtig
(E) nur 2 und 5 sind richtig

11 Das EKG in Abb. 12 A (s. Beilage) zeigt einen

(1) Sinusrhythmus
(2) AV-Block I°
(3) Zustand nach Vorderwandinfarkt
(4) linksanterioren Hemiblock
(5) Zustand nach Hinterwandinfarkt

(A) nur 1 und 3 sind richtig
(B) nur 2 und 4 sind richtig
(C) nur 2 und 5 sind richtig
(D) nur 1, 2 und 3 sind richtig
(E) nur 1, 3 und 4 sind richtig

8 B 9 C 10 D 11 D

12 Eine 21jährige Patientin wird mit Haut- und Schleimhautblutungen im Schock aufgenommen (Abb. 13 A s. Beilage). Ihre Anamnese ist wegen Bewußtseinstrübung nicht zu erheben. Untersuchungsbefunde: RR 10/8 kPa (75/60 mm Hg), Puls 130/min., Körpertemperatur 40° C. Leber am Rippenbogen, Milz nicht tastbar, periphere Vasokonstriktion, auffallende Nachblutungen aus Venenpunktionsstellen, komplette Anurie. Laborbefunde: Hb 100 g/l, Erythrozyten 3×10^{12}/l (3,0 Mill./mm^3), Leukozyten 10×10^9/l (10 000/mm^3), Thrombozyten 15×10^9/l (15 000/mm^3), im Differentialblutbild Linksverschiebung mit 30% Stabkernigen. Thromboplastinzeit n. Quick 10%, im Serum Fibrinogenverminderung auf 1 g/l, Harnstoff 33 mmol/l (200 mg%), Kreatinin 707 µmol/l (8 mg%), Natrium 140 mval/l, Kalium 6,5 mval/l. – Welche Diagnose ist am wahrscheinlichsten?

(A) idiopathische thrombozytopenische Purpura (M. Werlhof)
(B) akute myeloische Leukämie
(C) Marcumar®-Überdosierung
(D) Verbrauchskoagulopathie bei Sepsis
(E) anaphylaktoide Purpura Schoenlein-Henoch

13 Ein 68jähriger Mann kommt wegen der abgebildeten perianalen Veränderungen in die Sprechstunde (s. Beilage, Abb. Nr. 14 A). – Welche der folgenden Diagnosen trifft am wahrscheinlichsten zu?

(A) thrombosierte Hämorrhoidalknoten
(B) Analprolaps mit beginnender Nekrose
(C) Condylomata acuminata
(D) Analkarzinom
(E) Lymphogranuloma inguinale

14 Eine 32jährige Frau bemerkt, daß sich seit einigen Monaten Knoten am After gebildet haben. Diese machen ihr zwar keine Beschwerden, beunruhigen sie aber. Schließlich geht sie zu ihrem Hausarzt, der folgende Gebilde in der Analgegend sieht: Abb. 15 A (s. Beilage). – Es handelt sich um

(A) äußere Hämorrhoiden
(B) Marisken
(C) perianale Thrombose
(D) Analkarzinom
(E) Analprolaps

12 D 13 D 14 B

15 Die Abbildung (s. Beilage, Abb. Nr. 16 A) zeigt das Kolon-Resektionspräparat (Ausschnitt) einer 27jährigen Patientin, die anamnestisch angibt, in ihrer Familie seien gehäuft und bereits im frühen Erwachsenenalter Kolonkarzinome aufgetreten. - Welche der folgenden Aussagen trifft **nicht** zu?

(A) Die Erkrankung kann familiär auftreten.
(B) Es handelt sich um eine Präkanzerose.
(C) Blut- und Schleimabgänga sind typisch.
(D) Eine Operation sollte erst nach Versagen der medikamentösen Therapie vorgenommen werden.
(E) Eine Proktokolektomie ist angezeigt.

16 Das EKG in Abb. 17 A der Beilage zeigt:

(A) AV-Knoten-Rhythmus
(B) Schrittmacher-EKG
(C) Sinusrhythmus mit aberranter AV-Überleitung
(D) salvenförmige ventrikuläre Extrasystolen
(E) AV-Block III°

17 Ein 18jähriger Leistungssportler bemerkte innerhalb von 3 Wochen eine Gewichtszunahme um 20 kg ohne wesentliche Beeinträchtigung des Allgemeinbefindens. Anamnestisch kein Infekt, keine Medikamenteneinnahme, keine Miktionsbeschwerden. Befund: Welche Ödeme im Bereich der unteren Extremitäten, Anasarka, Pleuraerguß rechts, Blutdruck 16/12 kPa (120/90 mm Hg), Herzfrequenz um 90/min. Abb. 18 A (s. Beilage) zeigt die Serumelektrophorese bei Aufnahme des Patienten im Krankenhaus und bei seiner Entlassung. - Welche Diagnose ist am wahrscheinlichsten?

(A) Leberzirrhose
(B) nephrotisches Syndrom
(C) generalisiertes Quincke-Ödem
(D) Herzinsuffizienz bei Myokarditis
(E) kardiale Dekompensation nach klinisch stumm verlaufenem Myokardinfarkt

18 Ein 36jähriger Patient erkrankt aus vollem Wohlbefinden mit einem heftigen Brustschmerz stichartigen Charakters, der in die linke Schulter und den Rücken ausstrahlt. In ruhiger Rückenlage lassen die Schmerzen etwas nach. Der untersuchende Arzt hört leise Herztöne mit einem uncharakteristischen systolisch-diastolischen Geräusch. Körpertemperatur um 38,5° C, BSG leicht beschleunigt, CK (Kreatinkinase) auch nach

15 D 16 B 17 B 18 C

6 Std. noch im Bereich der Norm, Blutleukozytose von $10 \times 10^9/l$ ($10\,000/mm^3$). EKG als Abb. 19 A der Beilage. – Es handelt sich am wahrscheinlichsten um

(A) funktionelle Herzbeschwerden
(B) Myokardinfarkt
(C) Perikarditis
(D) Lungenembolie
(E) dekompensierte Aorteninsuffizienz

19 43jähriger Patient, vor 10 Tagen Mopedunfall mit 15minütiger Bewußtlosigkeit, Thoraxprellung, unkomplizierter Oberschenkelschaftfraktur (Marknagelung), Fraktur des 1. und 2. LWK mit keilförmiger Deformierung (Lagerung in Gipsschale). Vom 1. Tag an zunächst zunehmende atmungs- und bewegungsabhängige Schmerzen im Thoraxbereich. Am 11. Tag Temperaturanstieg bis 39 °C ohne Schüttelfrost, kein Auswurf. Abb. 20 A der Beilage zeigt die daraufhin angefertige Röntgenaufnahme des Thorax. – Welche Diagnose ist am wahrscheinlichsten?

(A) Mittellappensyndrom
(B) Infarktpneumonie
(C) Fettembolie
(D) Aspirationspneumonie
(E) Pleuraerguß

20 Ein 68jähriger Mann, starker Raucher, klagt seit 6 Monaten über zunehmende Atemnot mit Husten und teils blutig tingiertem Auswurf. Dabei Gewichtsabnahme von 5 kg, Körpertemperatur um 38° C, Tuberkulintest positiv. Röntgenbefund: s. Abb. 21 A der Beilage. Pleurapunktion: hämorrhagischer Erguß, Eiweißgehalt 44 g/l, zytologischer Befund nicht eindeutig. – Welche Diagnose ist am wahrscheinlichsten?

(A) Lungenabszeß nach Lungenembolie
(B) tuberkulöse Kaverne
(C) Bronchuskarzinom mit zentraler Einschmelzung
(D) metapneumonischer Abszeß mit Pleuraschwarte
(E) Lungenechinokokkose

18 C 19 B 20 C

21 Eine 26jährige Patientin leidet seit 4 Jahren an rezidivierenden Ulcera duodeni. Sie erkrankt aus Wohlbefinden plötzlich mit heftigen Oberbauchschmerzen, die sich im Verlauf von Stunden auch in den rechten Unterbauch ausbreiten. Bei der Untersuchung sind der Oberbauch und der rechte Unterbauch sehr, das übrige Abdomen weniger stark druckschmerzhaft. Leukozyten 8, 9 x 10^9/l (8900/mm^3), Herzfrequenz 110/min. - Welche Diagnose trifft unter Berücksichtigung des beigefügten Röntgenbildes (s. Beilage, Abb. 22 A) am ehesten zu?

(A) Appendicitis acuta
(B) akute Cholezystitis
(C) Ulkusperforation
(D) Perforation bei Sigmadivertikulose
(E) stielgedrehte rechtsseitige Ovarialzyste

22 Ein 62jähriger Patient mit insulinabhängigem Diabetes mellitus hat rezidivierende Angina pectoris-Anfälle bei koronarer Herzkrankheit. Vor 2 Jahren wurde er wegen einer Lungenembolie bei tiefer Beinvenenthrombose rechts behandelt. Er kommt wegen wiederholter kolikartiger Schmerzen im rechten Oberbauch zur Untersuchung, nachdem im Anschluß an die letzte Kolik der Urin auffällig dunkel gefärbt und der Stuhl über 2 Tage heller als sonst war. Zum Zeitpunkt der Untersuchung ergeben die klinisch-chemischen Befunde keinen Hinweis auf eine Erkrankung der Leber oder der Gallenwege. Die Röntgenübersichtsaufnahme des Abdomens ist unauffällig, Abb. 23 A (s. Beilage) zeigt den Befund nach Kontrastmittelgabe. - Welches therapeutische Vorgehen ist in erster Linie indiziert?

(A) umgehende Cholezystektomie, um einen Gallenwegsverschluß zu vermeiden
(B) Abwarten, keine medikamentöse Therapie, Cholezystektomie bei Zeichen eines Verschluß-Syndroms
(C) Abwarten, bei erneuten Koliken Gabe von Spasmolytika und Analgetika, keine weitere Therapie
(D) Gabe von Chenodesoxycholsäure (z.B. 4 x 0,25 g Chenofalk® tgl.) oder Ursodesoxycholsäure
(E) Gabe von Beta-Sitosterin (z.B. 2 x tgl. 1 Btl. à 2 g Sitosterin Delalande®) zur Senkung der Serumcholesterinkonzentration

23 Abb. 24 A der Beilage zeigt den Röntgenbefund eines 61jährigen Patienten, der an einer chronischen sero-

21 C 22 D 23 D

negativen Gelenkerkrankung besonders der Hände und im Ileosakralgelenk leidet. – Welche der folgenden Diagnosen ist am wahrscheinlichsten?

(A) destruierende Interphalangealarthrose (Fingerpolyarthrose)
(B) Sklerodermie mit Osteolyse
(C) chronische Gicht
(D) Arthritis psoriatica
(E) Spondylitis ankylosans (M. Bechterew)

24 Ein 68jähriger Patient kommt wegen seit 1 Jahr aufgetretener rezidivierender Durchfälle zur Aufnahme, weil er in den letzten Wochen zweimal Auflagerungen von wenig hellrotem Blut auf dem Stuhl bemerkte. Bei der körperlichen Untersuchung fällt außer Hämorrhoiden eine deutliche Deformierung des Oberschenkels rechts auf. Auf gezieltes Befragen gibt der Patient an, daß er beim Gehen seit 5 Jahren zunehmend Schmerzen rechts im Hüft- und Oberschenkelbereich hat. Das Röntgenbild zeigt den in Abb. 25 A (s. Beilage) wiedergegebenen Befund. – Welche der nachfolgend genannten Diagnosen ist für die zu erkennenden Knochenveränderungen am ehesten zutreffend?

(A) ausgeprägte Osteoporose bei Malabsorptionssyndrom
(B) Osteodystrophia deformans (M. Paget)
(C) Knochenmetastasen
(D) primäres Knochensarkom
(E) Knochenveränderungen bei Lues Stadium III

25 Ein 52jähriger Türke klagt über Druckgefühl im rechten Oberbauch, das seit einem Jahr zunehmen ausgeprägt ist. Bei der Untersuchung ist die Leber vergrößert (3 cm unter dem Rippenbogen rechts in der MCL) und konsistenzvermehrt zu tasten. Bei den klinisch-chemischen Untersuchungen fallen auf: Bilirubin i.S. 27,4 µmol/l (1,6 mg%), alkalische Phosphatase 230 U/l (normal 180 U/l), GOT 28 U/l, HBs-Antigen positiv, Anti-HBc positiv, HBe-Antigen negativ; Leukozyten 8,9 x 10^9/l (8900/mm^3). Die sonographische Untersuchung der Leber ergibt den Befund in Abb. 26 A (s. Beilage). – Welche ist wahrscheinlich die zutreffende Diagnose?

(A) prim. Leberzellkarzinom
(B) Lebermetastasen
(C) grobknotige Leberzirrhose
(D) Budd-Chiari-Syndrom
(E) Echinokokkose

23 D 24 B 25 E

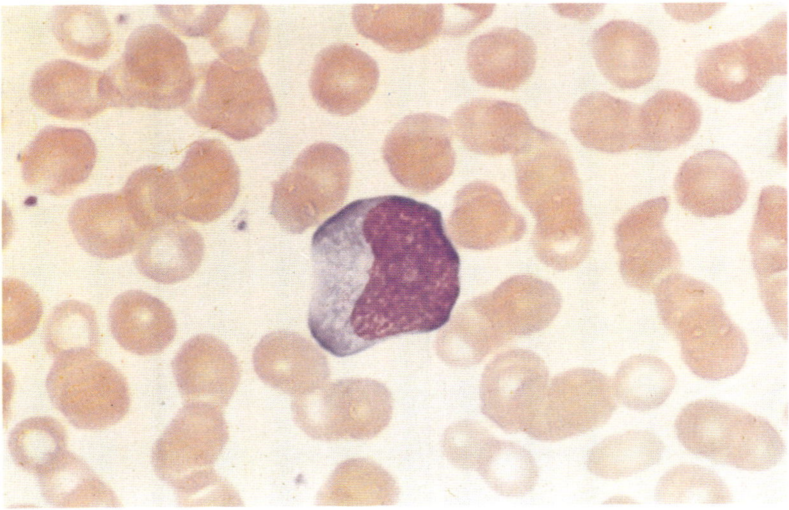

Abbildung 1 A

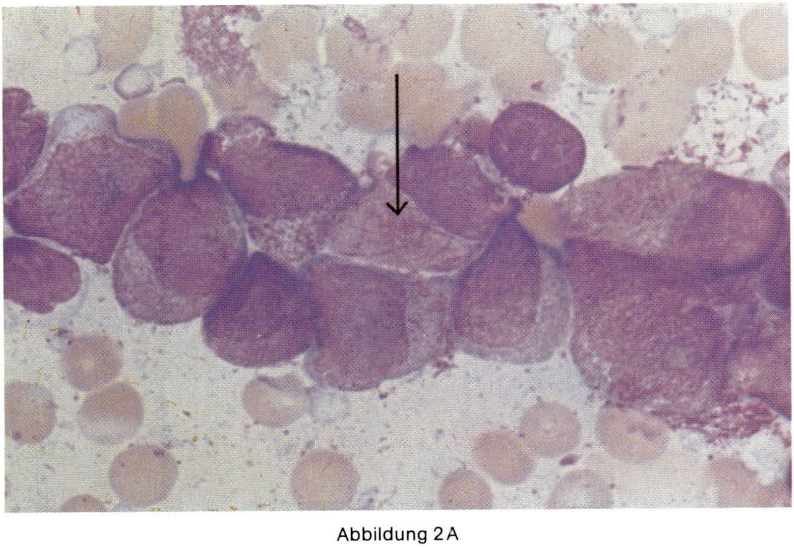

Abbildung 2 A

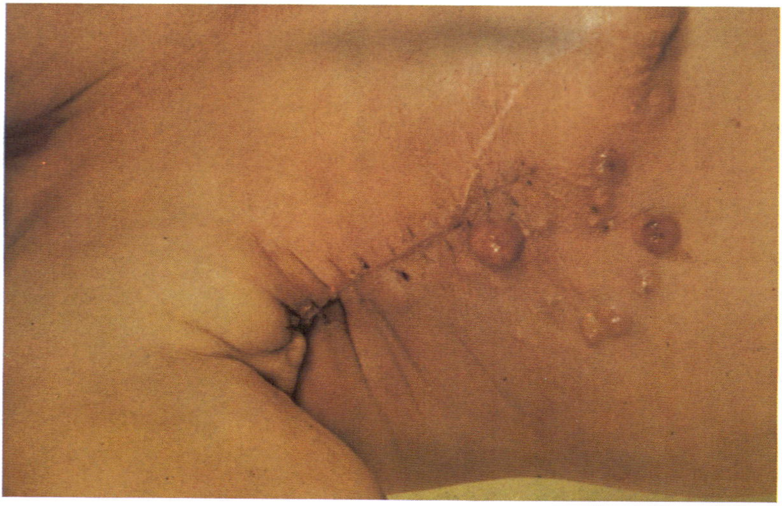

Abbildung 3 A

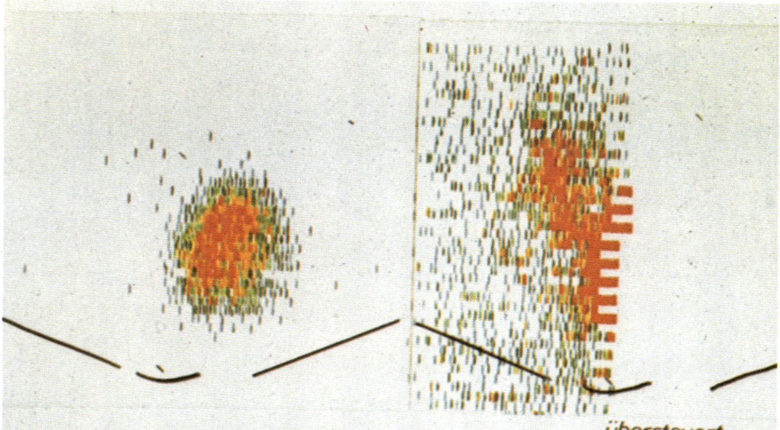

Abbildung 4 A

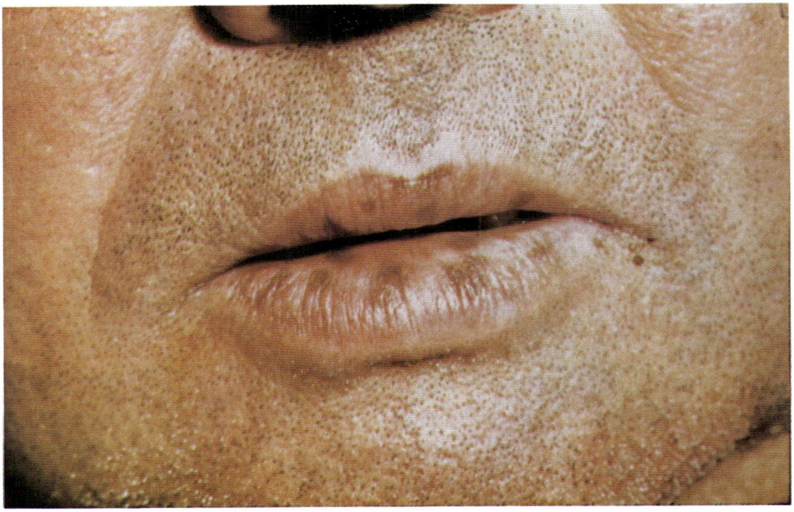

Abbildung 5A

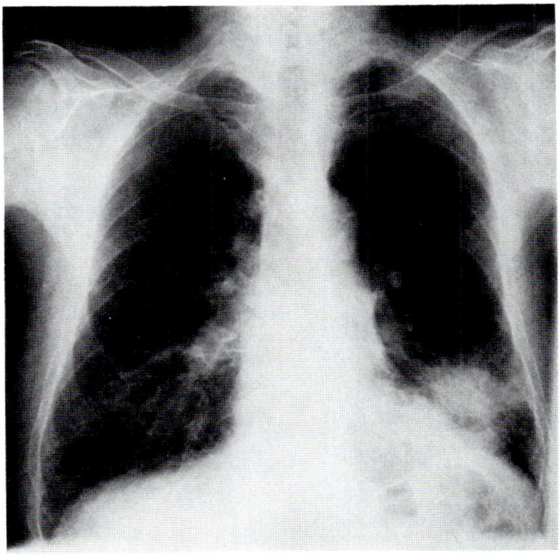

Abbildung 6A

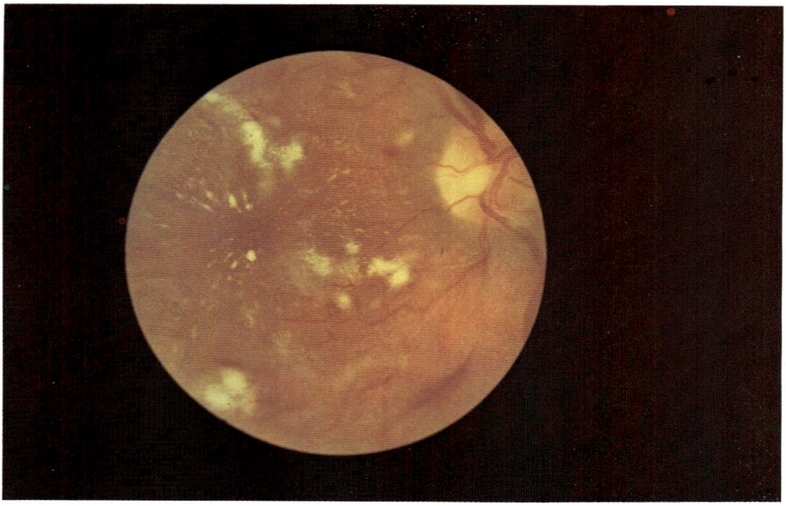
Abbildung 7 A

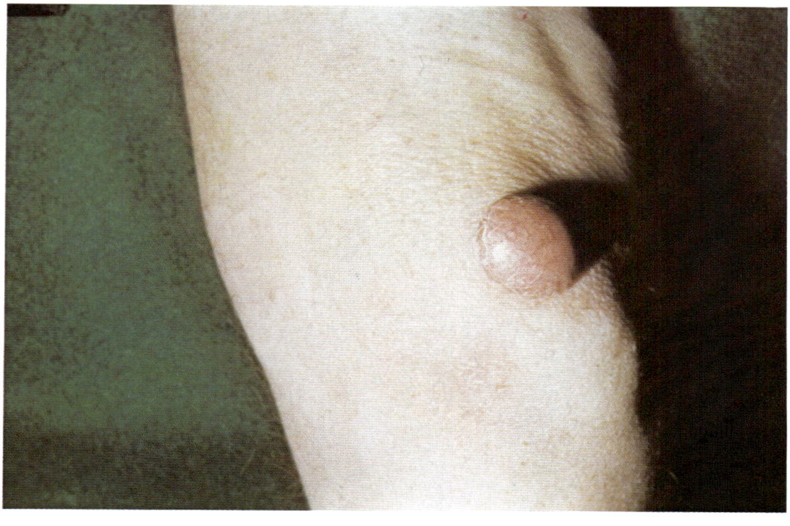
Abbildung 8 A

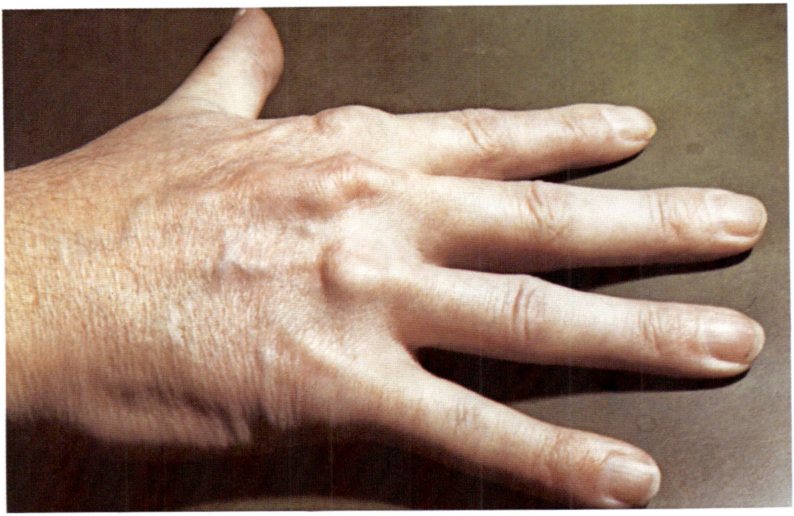

Abbildung 9 A

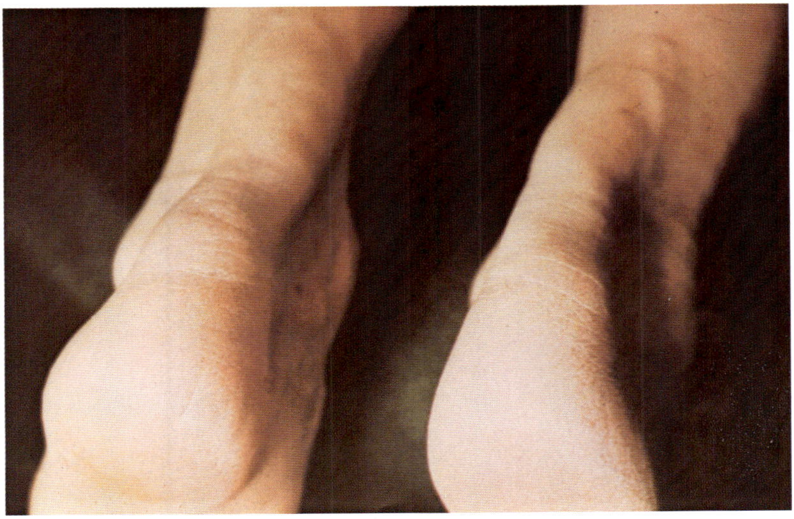

Abbildung 10 A

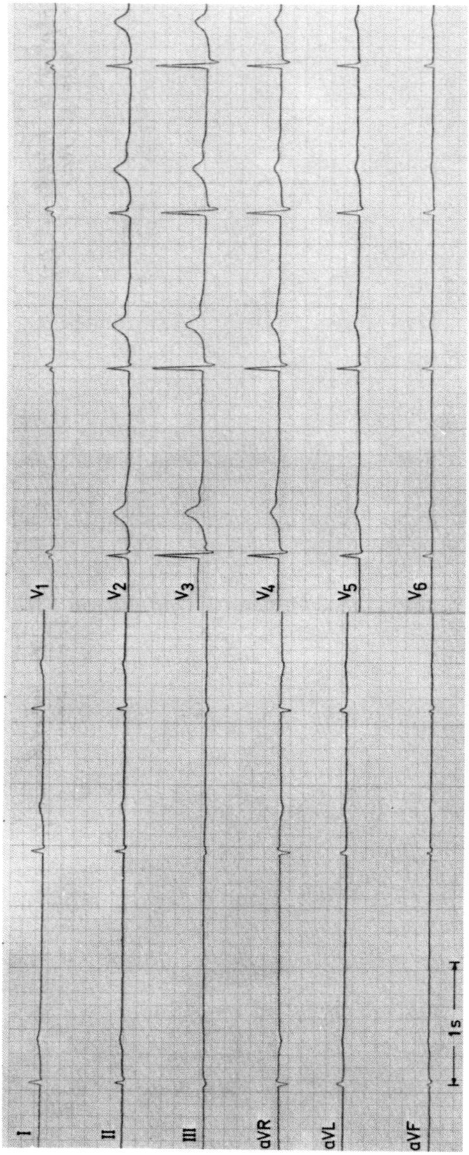

Abbildung 11 A

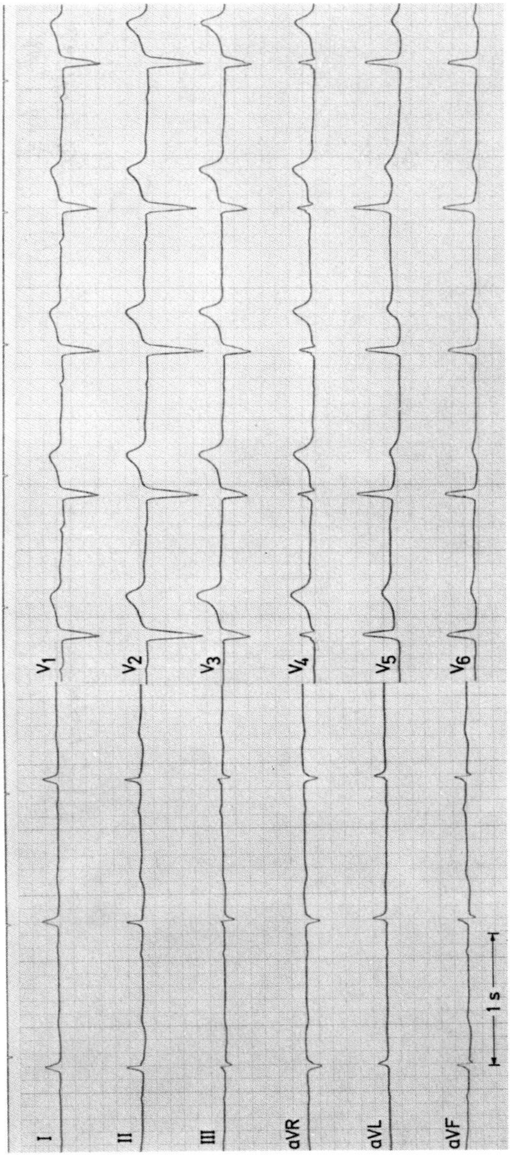

Abbildung 12 A

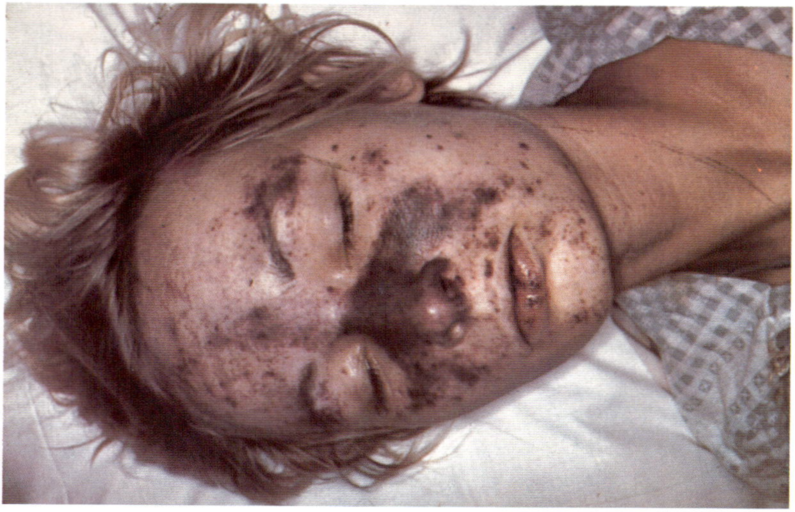

Abbildung 13 A

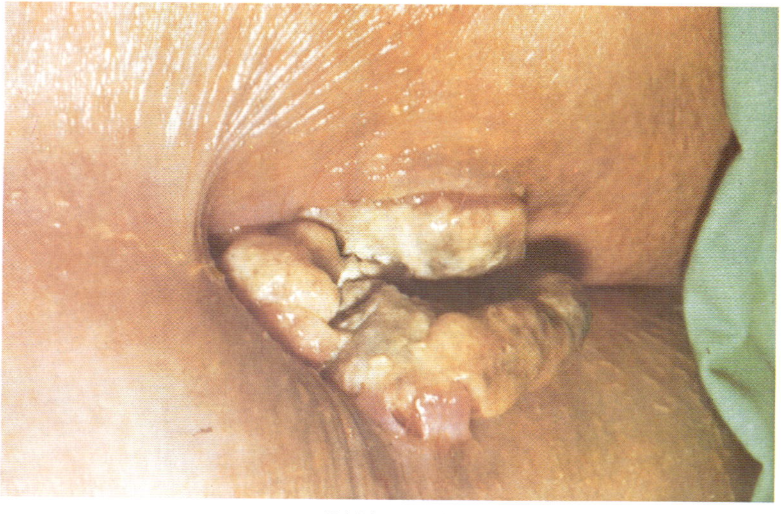

Abbildung 14 A

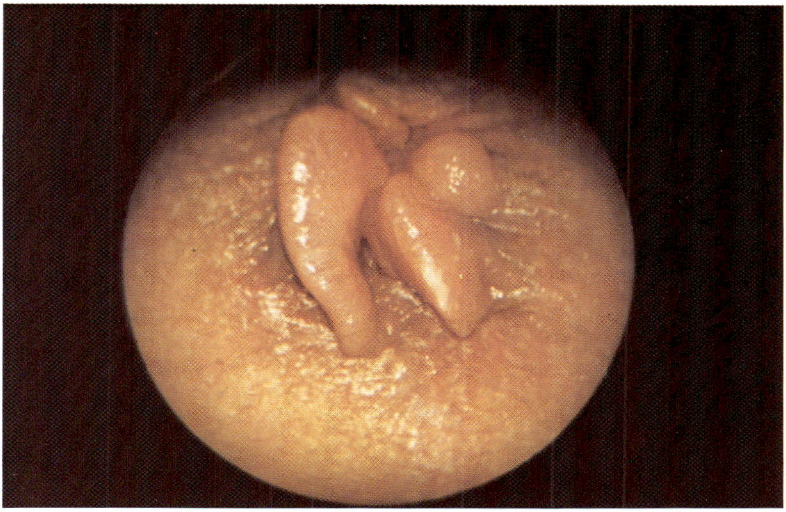

Abbildung 15 A

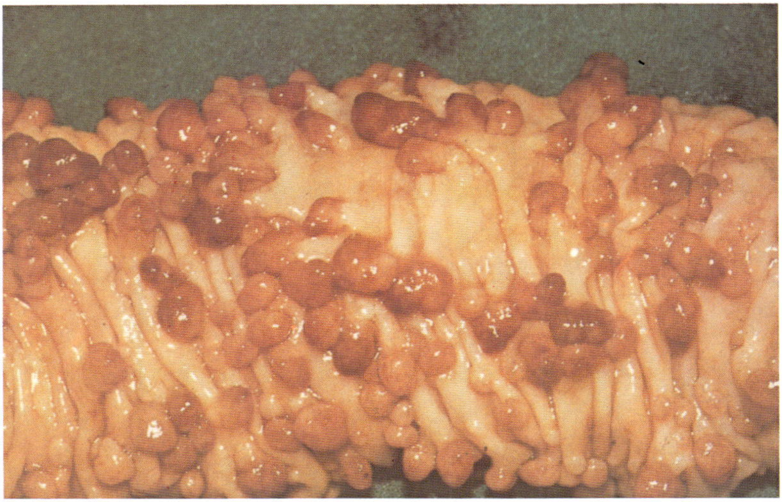

Abbildung 16 A

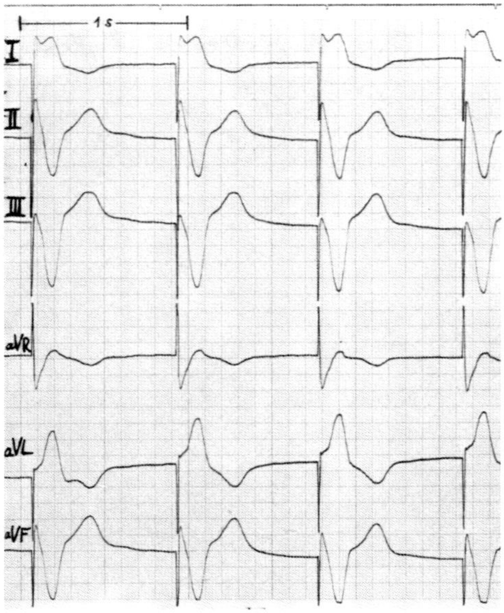

Abbildung 17 A

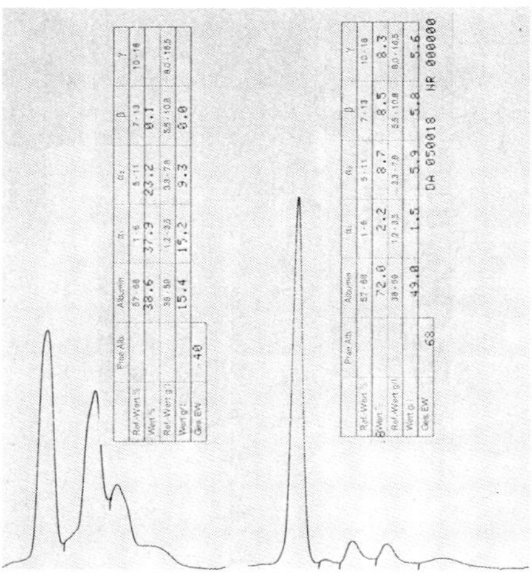

Abbildung 18 A

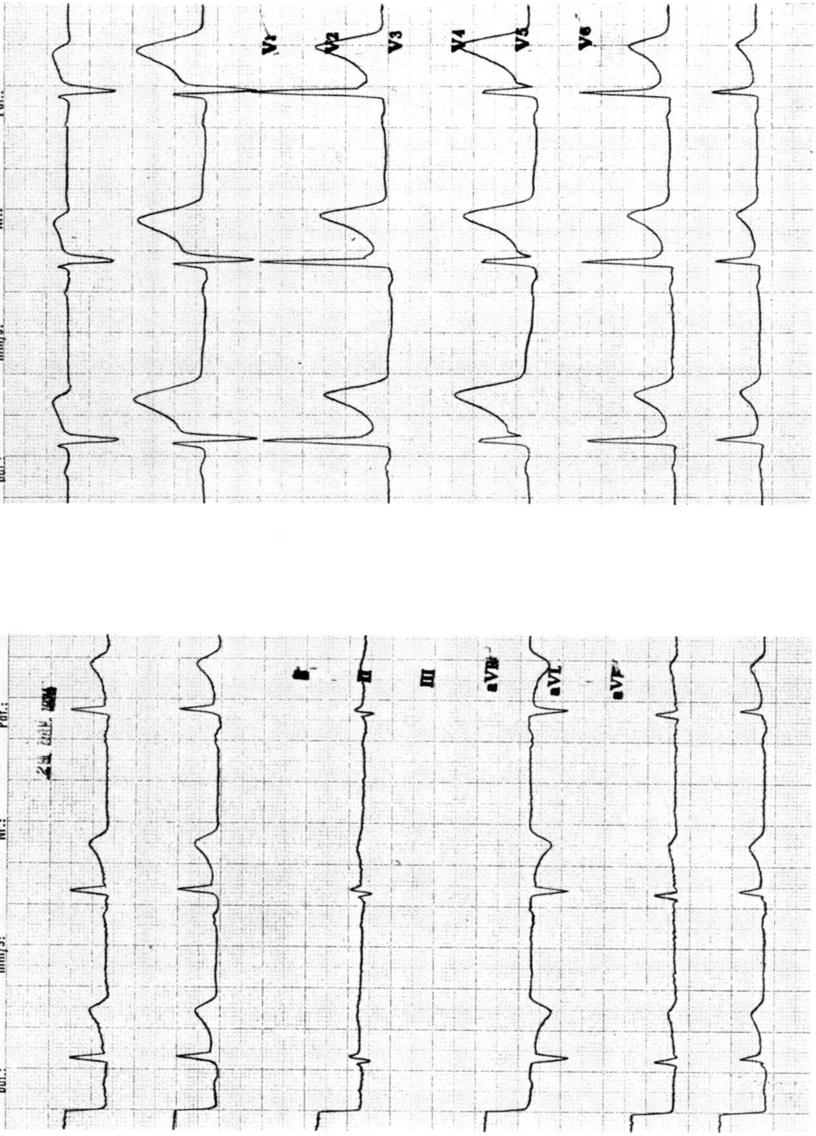

Abbildung 19 A

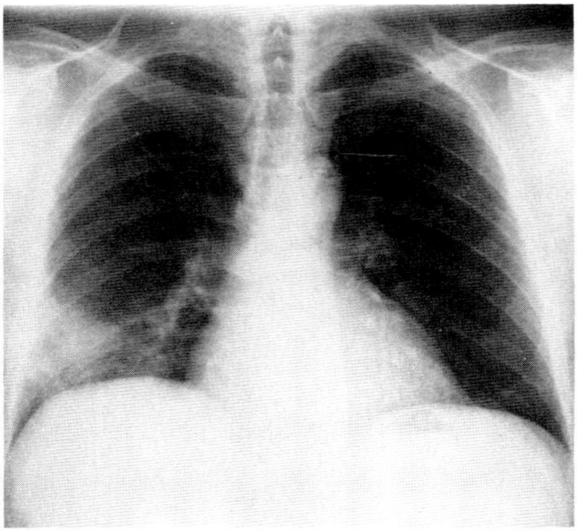

Abbildung 20 A

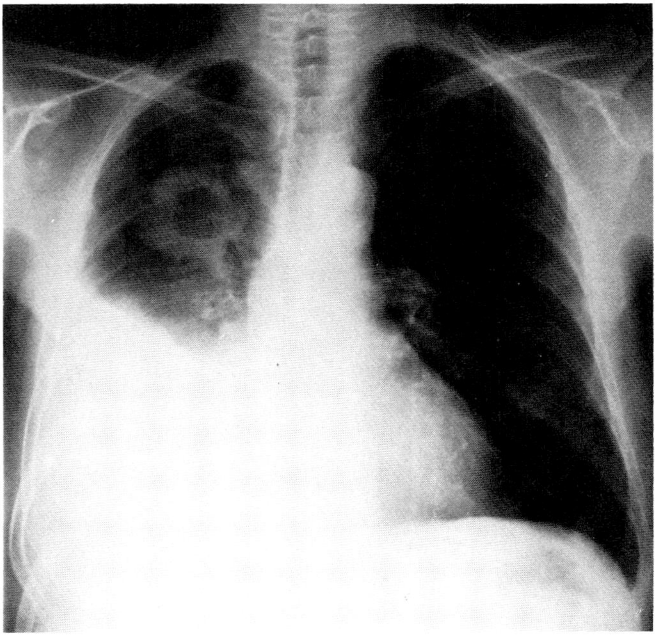

Abbildung 21 A

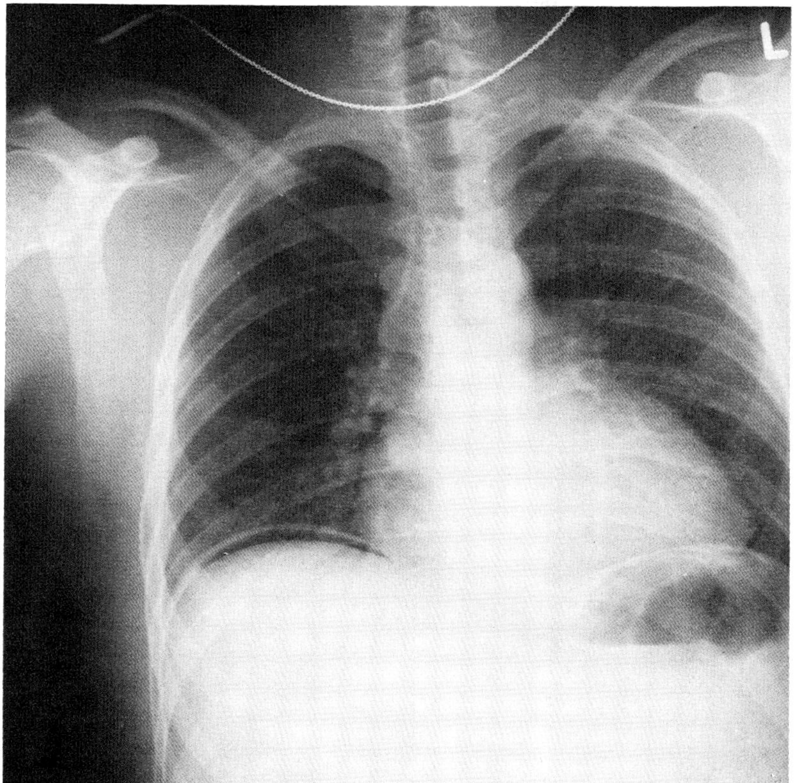

Abbildung 22 A

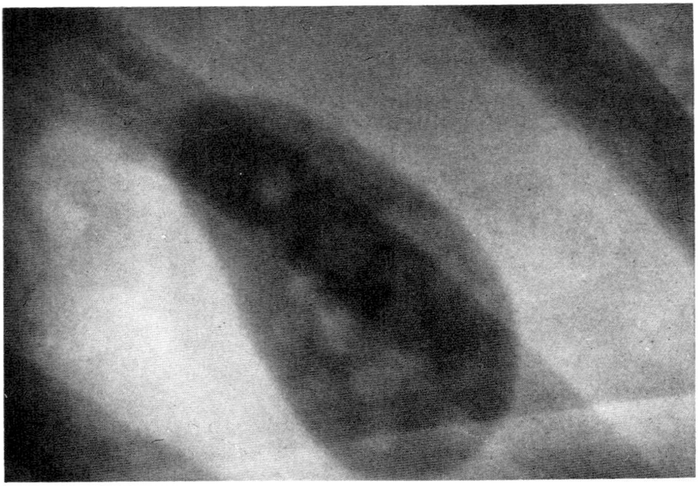

Abbildung 23 A

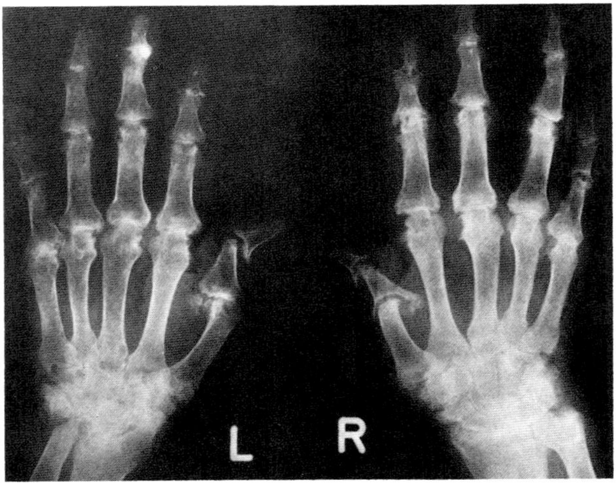

Abbildung 24 A

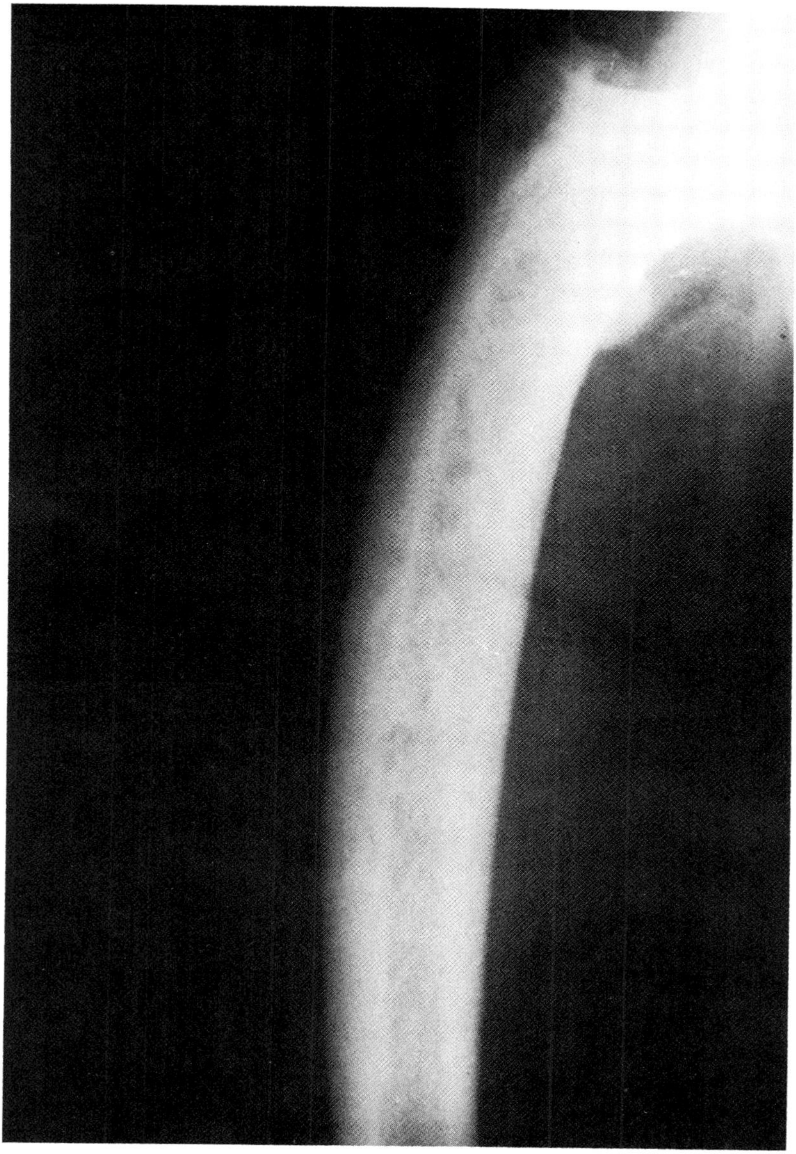

Abbildung 25 A

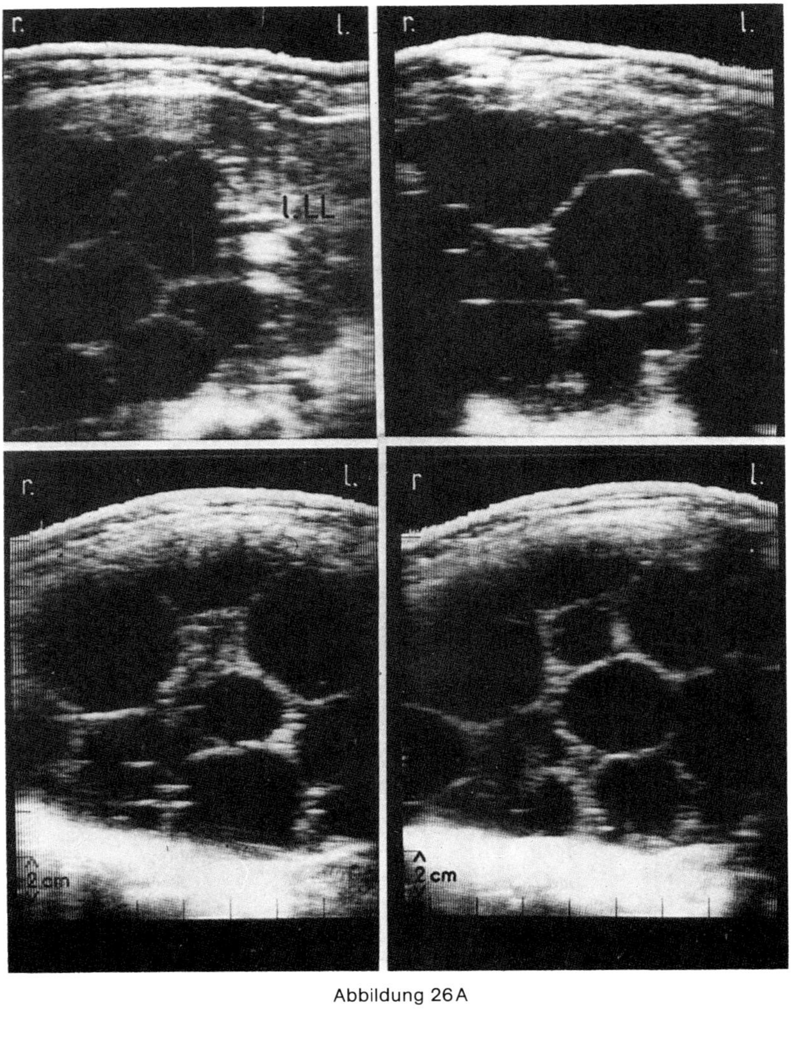

Abbildung 26 A

Kommentare zu Klinischen Fallbeschreibungen II

1 B – *Abb. 1 A* Insgesamt Verdacht auf M. Pfeiffer, eine Knochemarkspunktion erscheint jedoch indiziert zur Abgrenzung gegen akute Leukämie. Wegen V.a. Pfeiffer, daher V.a. Lympho-Monozyt (Pfeifferzelle, Virozyt, transformierter Lymphozyt). Vgl. Pfeiffer-Blutbild im Sieg., S. 6.33 Abb. 6.13.
Die abgebildete Zelle allein hat m.E. viel Ähnlichkeit mit einem normalen Monozyten zu beschreiben. Größe (in Vergleich zu den Erythrozyten mit 7 mm) 12–20 mm, gebuchteter und gelappter Zellkern mit grobmaschigem Chromatingerüst und reichlichen basophilen Zytoplasma. Auffällig allerdings die kleinen weißen Vakuolen im Plasma, die für eine Reizform sprechen. Die normalen Monozyten entstammen der **myeloischen** Reihe (also aus dem Knochenmark!). Bei den Pfeiffer-Zellen soll es sich vorwiegend um T-Lymphozyten (T-Lymphoblesten?) handeln (Sieg. 6.33). Zelle ähnelt Immunoblast. Wichtig: Erhöhungen von GOT und GPT (= „Transaminitis") werden praktisch immer beobachtet bei M. Pfeiffer.
Schettler I 402 ff, A und Abb. 13.1 und 13.5 auf S. 404.

2 C – *Abb. 2 A* ad (A) und (B): Sowohl fusiforme als auch säurefeste Stäbchen kommen normalerweise nicht intrazellulär vor.
ad (D): Charcot-Leyden'sche Kristalle sind Granula von zerfallenden eosinophilen Zellen und sind im Auswurf von Asthmapatienten zu finden.
ad (E): Toxoplasmen können intrazellulär vorkommen, jedoch handelt es sich dann, wenn noch keine Cystenbildung eingetreten ist, um sichel- oder halbmondförmige (Toxon = Bogen) Endozoiten mit einem Konoid (konische Struktur aus spiralig angeordneten Fibrillen) und einem Polring.
ad (C): Der Knochenmarksausstrich läßt ein zellreiches Mark mit unreifen, mehr oder weniger atypischen Zellen erkennen. Ausreifende Formen der Granulozytopoese und Erythropoese sowie der Megakariocyten sind vermindert. Der Ausstrich weist auf eine unreifzellige (akute myeloische Leukämie hin.
Auer – pathognomisch bei akuter **myeloischer** Leukämie, besonders viele Auer-Stäbchen kommen bei der AML Typ M 3 (= hypergranuläre Promyelozyten-Leukämie, FAB-Einteilung der AML Tab. 19.3 auf S. 19.8 Sieg.) vgl. Abb. 19.12 und 19.13. Es könnte sich am ehesten um eine AML Typ M 2 (= myelobalstäre Leukämie mit Reifung handeln (Sieg. Abb. 19.10).

3 D – *Abb. 3 A* Auf der Abbildung sind mehrere Knoten im Bereich der Operationsnarbe erkennbar, welche höchstwahrscheinlich Hautmetastasen darstellen. Die genannten Veränderungen und die Vorgeschichte

(Ablatio mammae) legen den Schluß auf die Diagnose eines metastasierenden Mammakarzinoms evtl. zusätzlich mit lokalem Rezidiv nahe. Im Rahmen der weiteren Diagnostik (Sicherung der Diagnose durch Histologie und Metastasensuche mittels Lungenaufnahme und Skelettszintigraphie) sind daher u.a. die unter den Punkten (1) - (3) genannten Untersuchungen indiziert. Die Bestimmung der Östrogenrezeptoren erfolgt im Rahmen der Therapieplanung (Hormontherapie?).

4 A - Bestes aktuellstes Schilddrüsenbuch ist Pfannenstiel:
Abb. 4 A Diagnostik von Schilddrüsen-Erkrankung, Schnetztor-Verlag, Konstanz (Byk-Mallinokrodt Radiodiagnostika) 4. Auflage, S. 165 ff und 123 ff und 103.

V.a. szintigraphisch dekompensiertes autonomes Adenom (= heißer Knoten) vgl. Sieg. S. 8.9 und Abb. 8.11 und 12.

Checkliste Endo S. 65 und S. 27.

Liss. S. 209 Abb 1.-148.

Autonome Adenome häufig in Jodmangelgebieten.

Merke: kompensiert oder dekompensiert = rein szintigraphisch beschreibende Begriffe (20 Jahre alt). Sie haben primär nichts mit dem TRH-Test-Ergebnis bzw. mit der Klinik des Pat. zu tun. Autonomie der SD = **keine** Autoimmunerkrankung.

Basedow-Hyperthyreose = Autoimmun-hyperthryreose (100% Beweis nur durch die Endokrine Orbitopathie möglich).

Bei Autonomem Adenom gibt es niemals eine Endokrine Orbitopathie, (es sei denn, es besteht **zusätzlich** ein M. Basedow).

Szintigraphisch **de**kompensiertes Adenom: Beweis durch Wiederholungsszintigramm mit empfindlicherer Geräteeinstellung (= übersteuertes Szintigramm: Rest-Schilddrüse muß sich darstellen, sonst liegt eine Aplasie des Kontralateralen SD-Lappens vor oder eine dysplastische kugelige Schilddrüse, ein knotiges Struma-Rezidiv (nach Voroperation) oder eine Teilblockade der SD mit Jod). Übersteuerungsszintigramm häufig überflüssig, weil Sonographie die Restschilddrüse einfach nachweisen kann, ein Grund mehr, bei jeder SD-Erkrankung zuerst eine SD-Sonographie durchzuführen. Der TSH-Stimulationstest (= Szintigramm nach i.m.-Injektion von TSH zur Darstellung der Restschilddrüse) ist obsolet wegen Allergiegefahr. DD des **kompensierten** Autonomen Adenoms mit Suppressionstest (3 mg Thyroxin einmalig, 8 Tage später Szintigramm) mit ^{131}Jod (nicht mit Te!): Adenom stellt sich danach isoliert dar! Suppressionstest auch wichtig zum Nachweis der **disseminierten** Autonomie. Therapie: Bei jeder SD-Autonomie RJ-Therapie oder OP durchführen (= definitive Th!). Bei M. Basedow dagegen Favistan sinnvoll, weil Spontan-Remission oft. Scanner-Szintigraphie ist veraltet, besser **Gamma-Kamera!** Bei Verdacht auf Schilddrüsen-Erkrankung kein „Stufenschema“ (Salami-

Taktik) sondern Minimal-Programm: TRH-Test (= TSH vor und 30. Min. nach 200 µg TRH i.v.) und RIA-T4 und RIA-T3 (oder RIA-**F**T4 und RIA-**F**T3) und SD-Sonographie.
Bei V.a. **Hyper**thyreose oder Hyp**o**thyreose zusätzlich SD-Antikörper gegen mikrosomales Antigen (MAK) und gegen Thyreoglobulin (am besten im RIA).

5 A – *Abb. 5 A* ad (A): Die fleckige **Melanose** der Haut (Nase, Streckseite der Gelenke, an den Extremitäten) und Schleimhäute (Lippen- und Mundschleimhaut) sind für das Peutz-Jeghers-Syndrom typisch.
ad (B): Schubweises Auftreten leicht verletzlicher **Teleangiektasien** und arteriovenöser Aneurysmen in Haut-, Schleimhäute und inneren Organen sind für den Morbus Osler richtungsweisend.
ad (C): Die Leberzirrhose zeigt auf der Haut **Spidernaevi,** Weißflekkung, Palamerythem, Lackzunge, Weißnägel u. Behaarungsanomalien.
ad (D): Der Morbus Schoenlein-Henoch zeichnet sich aus durch ein streng symmetrisches angeordnetes **Exanthem,** das die Streckseiten der Extremitäten und das Gesäß befällt.
ad (E): Beim Plummer-Vinson Syndrom findet man hinsichtlich der Haut- und Schleimhautveränderungen: spröde Haut, brüchige Nägel und Haare und **Mundwinkelrhagaden** (nicht obligat)
Peutz-Jeghers-Syndrom (Sieg. 3.40, 21.11).

6 C – *Abb. 6 A* Vgl. Abb. 21! DD Lungenrundherde Sieg. 16.44 ff.
Gering verschiebliche Lungengrenzen, Lippenzyanose und Uhrglasnägel (aber auch bei kleinzelligem BC: Sieg. Abb. 14) sind Folgen der chronischen Bronchitis. Dieser Rundschatten im linken Unterfeld bei einem Alter von 72 Jahren ist am häufigsten eben ein BC. Sieg. 17.10 a, b. 17.11–15. S. 17.11 ff. Raucher-Anamnese = Differentialdiagnostikum: 98% aller Männer mit BC rauchen! Nur 40% der Frauen mit BC rauchen. Von allen Rauchern entwickeln 3–20% ein Bronchialkarzinom (BC). Hinter jeder unklaren (besonders chronischen) Pneumonie oder Atelektase (Abb. 16.52) ist zunächst immer ein BC als Ursache zu vermuten. **Typische Fehldiagnosen** (vgl. Sieg. Abb. 17.12): 1. Pleuraerguß (statt Pleuritis carcinomatosa), 2. Tbc (statt BC-Rundherd), 3. chronische Pneumonie (Abb. 16.49) (statt BC-Rundherd), 4. Atelektase (statt Bronchusverschluß durch BC), 5. Neuritis (statt Pancoast-Tumor), 6. gutartiger Hilustumor (statt zentral gelegenes BC), 7. Lungenabszeß (statt zerfallenes BC), 8. Ösophaguskarzinom (Dysphagie!, statt in den Ösophagus einwachsendes BC), 9. Perikarditis und Myokarditis (statt in das Peri- und Myokard eingewachsenes BC).
Diagnose: 3–6 mal Sputum-Zytologie: 60–90% Trefferquote, wichtig für Frühdiagnose. (Sieg. Abb. 17.13: Tumorzellen im Sputum).

In jedem Verdachtsfall Fiberbronchoskopie, am besten mit Bronchoalveolärer Lavage mit anschließender Zytologie der Spülflüssigkeit.
Merke: Beim Oat-cell-Karzinom (kleinzelliges anaplastisches BC = APUDOM = Tumor der APUD-Zellen!) relativ häufig **paraneoplastische** Symptome: hypertrophe Osteoarthropathie (= Trommelschlegelfinger und Uhrglasnägel, Gelenkschmerzen), Neuropathie, Myopathie, Endokrinopathie (ektopes Cushing-Syndrom mit brauner Haut), metabolisches Syndrom.
Daher: Bei Pareneoplasie Verdacht auf Bronchus-Carcinom vgl. Tab. 1.3, S. 1.14 Sieg.: Paraneoplastische Syndrome.
Bisheriges Dogma: bei Tumor-Hyperkalcämie PTH nie erhöht!

7 A – **Blasser** Patient: d.h. kein rotes Gesicht wie oft bei essentieller Hypertonie.

Abb. 7 A Man sieht auf dem Fundusbild (rechtes Auge!): Papille nicht ödematös (also **keine** Stauungspapille = Papillenödem), Papille temporal blasser (heller) als nasal (Normalbefund). Bei 17^{00} Uhr Streifenblutung. Viele Cotton-wool-Herde. Kalkspritzerartige radiäre weiße Herde um die Macula herum (Sternfigur). Die Macula erkennt man an der verstärkten Rotfärbung der Netzhaut und am typischen Reflex, der in dieser Abb. 7 jedoch fehlt. Leydhecker S. 119. Sieg. S. 14.6 Abb. 14.4 d. Hollwich S. 197 und Abb. 1 und Tafel 22 und besonders Abb. 1 und 2 auf Tafel 23, S. 193.
Es liegen schwerste Hypertonie-bedingte Fundusveränderungen vor: Retinopathia angiospastica (Thiel III). Eigentlich sollte man noch ein Papillenödem erwarten.
Es liegt also sehr wahrscheinlich eine **maligne** Hypertonie vor (RR diastolisch über 120 mmHg + Thiel III + rasche Progedienz mit organischen Veränderungen an Herz, Gehirn und Nieren).
Sieg. 14.7: Bei Feststellen eines malignen Hypertonus wird man mit allen diagnostischen Möglichkeiten bemüht sein, einen chirurgisch heilbaren sekundären Hypertonus (insbesondere einseitige renale und renovaskuläre Erkrankungen, Phäochromozytom, Conn-Syndrom) auszuschließen.
Vor allem eine länger bestehende diastolische Blutdruckerhöhung über 120 mmHg ist oft erstes Zeichen einer malignen Verlaufsform, die sich zudem häufig durch das Auftreten einer Mikro- oder Makrohämaturie, einer zunehmenden Proteinurie, Visusverschlechterung und die Symptome einer Enzephalopathie ankündigt. Oft steht auch die linksmyokardiale Insuffizienz mit rezidivierenden Asthma-cardiale-Anfällen im Vordergrund.
Laborchemisch beobachtet man neben **Hämaturie** und zunehmender **Proteinurie** die progrediente Azotämie und evtl. eine renale Anämie. Die Plasmareninaktivität ist meist deutlich **erhöht** und über die Ent-

wicklung eines **sekundären** Hyperaldosteronismus ist das Auftreten einer **Hypo**kaliämie möglich.

8 B – Bei jugendlichen Patienten mit Angina pectoris, Haut- bzw. Sehnen-
Abb. 8 A xanthomen liegt mit großer Wahrscheinlichkeit eine Hyperlipoproteinämie vom Typ IIa oder IIb zugrunde (IIa erhöhter Cholesterinspiegel, IIb erhöhter Cholesterin- **und** Triglyceridspiegel). Pathologische Veränderungen der anatomischen Herzstrukturen sind in diesem Alter entweder schon diagnostiziert und operiert oder sind bereits letal ausgegangen.

ad 2: Bei der Hyperchylomikronämie (Typ I bzw. V – massive Triglyceridvermehrung) kommt es häufig zu abdomiellen Krisen und rezidivierenden Pankreatitiden. Seltener sieht man die Frühmanifestation einer ausgeprägten Arteriosklerose.

Man sieht ein tuberöses Haut-Xanthom, vgl. Pschyr. S. 1309 (Abb.!)

Def.: Xanthom (= xanthos = Geld, griechisch) = gelber Knoten an der Haut, durch lokale Lipidablagerungen bedingt. (Sieg. Abb. 29.16 u. S. 29.14 vgl. Schlierf. S.)

9 C – Man sieht Sehnenexanthome der Achillessehne und der Strecksehnen
Abb. 9 A + 10 A des 2., 4. und besonders des 3. Strahles im Mittelhandbereich: Keine tuberöse Xanthome zu sehen (Sieg. S. 29.14 und Abb. 29.15–18).

Die Diagnose: „familiäre Hypercholesterinämie" erfordert den Nachweis der typischen Xantomatose oder eines affizierten Verwandten 1. Grades. (Schettler II S. 403). Pränatale Amnion-Diagnostik möglich. Die fam. Hypercholesterinämie (1% der Bevölkerung) ist in der Regel autosomal dominant vererbt. Homozygote Patienten haben Cholesterinspiegel zwischen 800 und 1000 mg/dl, bei Homozygoten kommen Herzinfarkt schon im Kindesalter vor! Sieg. 3.35, rechte Spalte!

10 D – ad 1: Bei Vorhofextrasystolen findet man meist ein deformiertes
Abb. 11 A verbreitertes P mit verkürzter PQ-Zeit. Ein verbreitertes P auf der Abbildung ist nicht zu erkennen.

ad 2: Die Bradyarrhythmie wird dadurch deutlich, daß z.B. in den Einthovenableitungen zwischen dem 1. und dem 2. Schlag 2 Sekunden, zwischen dem 2. und 3. Schlag eine Sekunde vergehen. Das Charakteristikum des Vorhofflimmerns, das Fehlen der P-Wellen ist ausgeprägt. Man erkennt lediglich feine Flimmerwellen im V_1.

ad 3: Zwei Charakteristika des inkompletten Rechtsschenkelblockes sind zu erkennen. a) Doppelgipfeliges R in V_1, b) r' in Ableitung aVR.

ad 4: Beim kompletten AV-Block erscheinen P und QRS ohne Zusammenhang. Es ist jedoch kein P vorhanden.

ad 5: Der Sokolow-Lyon-Index (R in $V_{5/6}$ und S in $V_{1/2}$) überschreitet sicherlich nicht 3,5 mV. Ebenso ist auch keine Linksrotation erkennbar. Sieg. 12.14 Abb. 12.13.

11 D - ad 1: Regelmäßiger Rhythmus um 60 Schläge/Min. (Vergleiche Frage 11).
Abb. 12 A ad 2: PQ, gut meßbar in V_1, länger als 0,2 sek.
ad 3: Typisch für den Vorderwandspitzeninfarkt (Verschluß des rechten Seitenastes des Ramus descendens anterior der linken Kranzarterie) ist der R-Verlust in V_1 bis V_4.
ad 4: Die Charakteristika wie z.B. überdrehter Linkstyp oder Q_1/S_3-Typ sind nicht vorhanden.
ad 5: Keine charakteristischen Formabweichungen in Ableitung II, III und aVR. Sieg. S. 13.10, Abb. 13.9

12 D - Es besteht ein Septischer Schock mit Verbrauchskoagulopathie als
Abb. 13 A Folge. Vgl. Sieg. 6.11 ff: Status febrilis mit Hypotension, Schock oder Verbrauchskoagulopathie! (vgl. Sieg. S. 3.34, Abb. 3.49!, Abb. 5.2, S. 55). Ursächlich ist bei einer 21-jährigen Frau besonders an einem künstlichen septischen Abort zu denken (Gynäkologische Untersuchung! Empirische Therapie möglich).
Septischer Schock (Endotoxin-Schock) besonders bei gram-**negativen** Erregern. Es liegt ein fortgeschrittenes Stadium des septischen Schocks vor: periphere Vasokonstriktion. Gerinnungsstörung besonders durch gram-**negative** Erreger (E. coli, Pseudomonas, Klebsiellen, Euterobakter) durch RES-Blockade durch Endotoxine. Gerinnungsstörung besteht am häufigsten im Thromopenie (60%), Gerinnungsfaktoren pathologisch (10%), und nur in 3% Haut- und Schleimhautblutungen. ARDS-Lunge („Schocklunge“) kann auftreten (→ PEEP-beatmung notwendig!) Koller S. 134 ff.

(A) Bei M. Werlhof: Purpura und allg. hämorrhagische Diathese ist möglich, das hochfebrile Zustandsbild spricht dagegen. DD ist jedoch bei DIG an M. Moschkowitz (thrombotisch-thrombozytopenische) Purpura und das Gasser-Syndrom (Hämolytisch-urämisches-Synd.) zu denken. Sieg. 5.11, Koller S. 21 ff.
(B) Klinisch kein Unterschied! Labor (Sieg. 19.7 ff und Abb. 19.8–11) bei akuter Leukämie fast stets Anämie und Thrombopenie. Leukozyten typisch erhöht, öfters jedoch normal oder erniedrigt (aleukämische Form). Im diff. Blutbild **Blasten** bei leukämischer Form oder ausgeprägte relative Lymphozytose mit (fast) keinen Blasten (bei aleukämischer Form). Also: die 30% Stabkernigen sprechen gegen Leukämie als Ursache der Sepsis.
(C) Bei Marcumar-Koagulopathie kein hochfebriler Zustand.
(E) Bei Purpura Schönlein-Henoch: Purpura, aber keine Flächenblutung! Vgl. Sieg. Abb. 5.8 mit Abb. 5.2 und Abb. 13.

13 D - Die abgebildete perianale Veränderung läßt aufgrund ihrer tumorös-
Abb. 14 A zerklüfteten und plumpen Gestalt, ihrer Farbe und ihrer markig-bröckelig erscheinenden Konsistenz am ehesten den Schluß auf einen

bösartigen Prozeß zu. Von den aufgeführten Möglichkeiten kommt daher am wahrscheinlichsten das Analkarzinom in Betracht.

14 B - *Abb. 15 A* Die auf der Abbildung dargestellen Gebilde lassen am ehesten an Marisken denken. Fälschlicherweise werden diese häufig als „chronische äußere Hämorrhoiden“ bezeichnet. Es handelt sich bei ihnen jedoch um fibrosierte perianale Hautfalten, die sich beim Pressen **nicht** füllen und gewöhnlich infolge perianaler Fisteln oder Fissuren entstehen (nach Koslowski). Sie sind häufig organische Ursache des lästigen Afterjuckens bzw. chronischer perianaler Ekzeme.

15 D - *Abb. 16 A* An dem auf der Abbildung dargestellten Kolonresektionspräparat erkennt man eine Vielzahl von kleinen Polypen. Aufgrund dieses Befundes und dem gehäuften Auftreten von Kolonkarzinomen in der Familie der vorgestellten Patientin liegt der Schluß auf die Diagnose einer sog. ‘familiären Polyposis coli’ nahe. Eine medikamentöse Therapie dieser Erkrankung ist nicht bekannt. Da sich fast obligat nach 15 bis 20 Jahren Karzinome entwickeln, ist bei nachgewiesener familiärer Polypose eine Proktokolektomie indiziert.

16 B - *Abb. 17 A* Das regelmäßige Auftreten von Spikes in Form einer 0,5-0,2 msec breiten Nadelspitze, die der Kammererregung vorausgeht, weist auf Schrittmacherimpulse hin. Aufgrund des Auftretens großer Spikes muß man hier eine unipolare Stimulation annehmen.
C.S. So 243 ff. Klinge: Das EKG, Thieme 1981, S. 218., Abb. 188.

17 B - *Abb. 18 A* Vgl. Normalwerte Schettler I S. 550.
In Elektrophorese bei Aufnahme typischer Befund eines nephrotischen Syndroms: Gesamteiweiß (= 40 g/l) stark erniedrigt. (Normal 60-84 g/l, vgl. Sieg. S. 38.9!).
Albumin (relativ 38,6% 57-68 rel. %), absolut mit 15m 4 g/l (39-50 g/l) stark vermindert. Alpha 1 mit 37,9% (normal 1-6%, normal im Sieg. S. 38.9: 2,5-4,0 rel.%) und 15,2 g/l (normal 1,2-3,5 g/l) stark vermehrt. Alpha 2 Globuline mit 23,2 rel. % (5-11%) und 9,3 g/l (3,2-7,8 g/l) stark vermehrt. Beta-Globuline mit 0,1% (7-13%) kaum meßbar. Die Gamma-Globuline sind gar nicht ausgedruckt, sehr wahrscheinlich ist vom Automaten die Elektrophorese falsch interpretiert worden, so daß die Beta-Glob. den Gamma-Globulinen entsprechen, und der Wert für die Alpha 2 dem der Beta-Glob. entspricht. Ersichtlich am Elektropherogramm hat das Gerät die Alpha 1-Glob. nicht separat getrennt gemessen, sondern zusammen mit dem Flächenintegral der Alpha 2-Globuline ausgespuckt. Fazit: Man muß sich stets die Kurvenform der Elektrophorese anschauen. Kein blindes Vertrauen in dem Black-box-output. In der Elektrophorese bei Entlassung liegen wieder „geordnete“ Verhältnisse vor: Die Gamma-Globuline sind mit 8,3% (10-18%) gering niedrig.

Vgl. Sieg. 25.17 ff. Faustregel: Ödeme entstehen wenn das Serumalbumin 16 g/l unterschreitet (die Regel stimmt also: bei dem 18-jährigen Patienten ist Albumin = 15,4 g/l).
Ursache der pathologischen Elektrophorese: Albumine und Gamma-Globuline sind kleinere Partikel als Alpha und Beta-Glob.. Die „Porengröße" des Membran-Schadens der Glomeruli entscheidet so über die Elektrophorese-Form! (Selektive Proteinurie) Sieg. Abb. 25.11.
Wichtig: Auch Antithrombin III geht in den Urin verloren, daher gesteigerte Thromboemboliegefahr bei N.S. (AT III-Spiegel-Bestimmung, evtl. Substitution (sehr teuer!).

18 C – *Abb. 19 A*
(A) Leukozytose von 10000 (DD: Streß!), Herzgeräusch und Fieber 38,5 C sprechen gegen funktionelle Herzbeschwerden.
(B) CK müßte ansteigen nach 6 Std.-Kontrolle (selbst wenn initial CK noch nicht erhöht). Für die Diagnose Infarkt muß ein EKG-**Ablauf** gefordert werden. Noch früher als die CK steigt das MG (Myoglobin) an, allerdings ist es weniger spezifisch als die CK. Vgl. Sieg. Abb. 13.10. Merke: Die Enzymverlaufskurven für CK und CK-MB verlaufen nicht kongruent, die CK-MB ist „schneller", d.h. sie erscheint eher und verschwindet eher: Dabei ist das Verhältnis CK: CM-MB **in**konstant!
(C) Nach Sieg. soll bei Perikarditis im Liegen der Schmerz verstärkt werden (Sieg. S. 13.11). In diesem Kasus (und aufgrund eigener Erfahrung) ist jedoch auch häufig (er?) das Gegenteil der Fall! Wichtig: durch flache Schonatmung oft Linderung des Perikarditis-Schmerzes (wie bei Pleuritis-Schmerz!) bedingt durch „ruhige Rückenlage" in diesem Kasus!
Perikard-reiben p.m. Erb'scher Punkt! EKG in Abb. 19: Typisch ST-Hebung in **allen** Abteilungen (Sieg. Abb. 13.12). Typisch auch die kleine s-Zacke, die in der ST-Hebung noch initial meist zu finden ist.
Bei Infarkt ST-Hebungen nur **lokalisiert** über Infarktbereich. DD: Early-Repolarisation-Phänomen bei jugendlichen Vagotonikern! Sieg. 13.12.
Die typischen S-Zacken findet man in Abb. 19 in V_3, V_4, V_6, I, II, a VL. Vgl. C.S. So. 155 ff und Abb. 257 Schema.
Anm.: Bestes EKG-Buch für Anfänger und Ass. Ärzte ist der C.S. So!

19 B – *Abb. 20 A*
Die geschilderte Symptomatik weist zunächst nicht unmittelbar auf eine Lungenembolie bzw. Lungeninfarkt hin, da die Schmerzen im Thoraxbereich auch auf die Thoraxprellung zurückgeführt werden können. Auch Temperatursteigerung ergibt im Rahmen des Polytraumas noch keinen eindeutigen Hinweis auf eine sich an einen vorausgegangenen Lungeninfarkt anschließende Infarktpneumonie. Erst die

Röntgenaufnahme (siehe Abb.) zeigt die Charakteristika des Lungeninfarktes (bzw. Infarktpneumonie): Keilförmiger Infarktschatten mit breiter Basis in der Peripherie und hilusnaher Spitze, reflektorischer Zwerchfellhochstand.

20 C - Die Anamnese: Raucher (68 Jahre!), Husten (6 Monate! - blutiger
Abb. Auswurf - Gewichtsabnahme - erhöhte Körpertemperatur und hae-
21 A morrhagischer Erguß sind schon richtungsweisend für das Bronchialkarzinom. Lediglich der positive Tuberkulintest ist irreführend. Für die Tuberkulose ist der **Ring**schatten typisch. Die Abb. zeigt jedoch eher einen **Rund**herd mit zentraler Einschmelzung.

Thurn S. 231! DD des **Ring**-Schattens: häufigste Ursache eines Ringschattens ist die tuberkulöse Kaverne. Abb. 267 a u. b. 268, 269. Eine Tumor-Kaverne mit Tumorzapfen innerhalb der Kaverne zeigt Abb. 270. (Kaverne-Höhle).

Mehrfache Untersuchungen von Sputum, Magensaft und bronchoskopisch entnommenen Bronchialsekret und Spülflüssigkeit (Bronchoalveoläre Lavage) auf Tbc-Bakterien müssen durchgeführt werden → Ausstrich und Kultur. Sieg. Abb. 16.3, 16.4, 16.6.

Häufigkeit: BC bei starken Rauchern ist viel wahrscheinlicher (weil häufiger) als eine Tuberkulose.

21 C - Auf der abgebildeten Röntgenaufnahme ist eine Luftsichel unter dem
Abb. rechten Zwerchfell erkennbar. Dieser Befund läßt in Zusammenhang
22 A mit der Vorgeschichte und der jetzigen Symptomatik den Schluß auf eine Ulkusperforation zu. Vgl. Koller S. 154, Abb.!

22 D - Auf der abgebildeten Röntgenaufnahme (nach Kontrastmittelgabe)
Abb. läßt sich eine Vielzahl von mittelgroßen Steinen (Durchmesser:
23 A 5-10 mm) erkennen, die, da sie sich auf der Röntgenübersichtsaufnahme des Abdomens nicht darstellten, offenbar aus Cholesterin bestehen. In Anbetracht der Anamnese und der höchstwahrscheinlich eingeschränkten Operabilität des multimorbiden Patienten kann daher in dem geschilderten Fall zunächst eine chemische Steinauflösung mit Hilfe von Chenodesoxycholsäure oder Ursodesoxycholsäure versucht werden. Vgl. Sieg. S. 20.41ff und Abb. 20.43-45. Chenodesoxycholsäure wirkt am besten bei reinen **Cholesterin**steinen.

23 D - Schwierige Frage. Der Patient ist männlich und alt (61 Jahre) Sieg.
Abb. 29.7ff u. Tab. 29.3, Abb. 29.7-10, 29.12.
24 A Häufigkeit von Sakroileitiden bei seronegativer Spondylarthropathie: M. Bechterew in 100%, M. Behget (Aussprache: türkische Raumpflegerin fragen, keinen Professor) (Bächtschät gesprochen, türkischer Eigenname) 67%, M. Reiter 56%, juvenile CP (Still-Chauffard) 24%, Psoriasisarthropathie 22%, Colitis ulcerosa 18%, M. Crohn 16%, M. Whipple?

Rausch S. 49 ff: Psoriasis-Arthritis = Sonderform der PCP (aus rheumatologischer Sicht), 10% der Psoriasis-Kranken haben eine Psoriaris-Arthritis (Korting u. Denk). Psoriasis und PCP allein jedoch nur bei 1–2% der Bevölkerung jeweils. Typischer Rö-Befund bei Psoriaris-Arthritis: Befall der Finger und Zehen-**end**-Gelenke sowie „Befall im **Strahl“** (z.B. Grund-, Mittel- und Endgelenke eines Fingers). Befall der **Zehenend**-gelenke kommt bei **PCP** praktisch **nie** vor! (DD!).
In Abb. 24 sind links der III. Strahl und I. Strahl sowie rechts der I., II., III. und IV. Strahl befallen. Ferner ausgebrannte Arthritis beider Handwurzelknochen. Am linken Daumenendglied sieht man das typische „Pencil in cup joint“-Phänomen (Liss II, S. 236 u. 233, Abb. 1.154). Bei M. Bechterew findet man nur selten eine Arthritis der Hände, ein Befund wie in Abb. 24 kommt dabei jedoch nie vor. Bei Psoriaris-Arthritis gibts fast immer typische Hautveränderungen der Psoriasis! Vgl. Sieg. Abb. 29.10.

24 B - Sieg. 3.17, 10.23 Herzinsuffizienz 30.8. Vgl. Sieg. 30.8 ff und Abb. 30.9
Abb. und Abb. 30.10 M. Paget = slow virus disease.
25 A Selten Herzinsuffizienz bei M. Paget durch ein High output Failure infolge starker Vaskularisation des Knochens bei ausgedehntem Skelettbefall.
Abb. 3.29.: Typisch der Mann mit dem zu kleinen Hut.
Der röntgenologische Befund der sog. Säbelscheidentibia ist für den Morbus Paget (Osteodystrophia derformans, Ostitis deformans) nahezu pathognomonisch. Der Grund der Blutauflagerungen auf dem Stuhl und der rezidivierenden Durchfälle muß jedoch näher untersucht werden. Es ist nicht zulässig, die Hämorrhoiden von vorneherein dafür verantwortlich zu machen.

25 E - Mit Sonographie, NMR-Tomographie und CT (Sieg. Abb. 23, 24
Abb. und 25) kann man meist zwischen E. cysticus (= granulosus, ende-
26 A misch vor allem in Mittelmeerländern, z.B. Türkei!!) und Echinokokkus alveolaris (= multilocularis, endemisch vor allem in der Ostschweiz und in Süddeutschland, z.B. Schwäbische Alb: Zentrum mit viel Echinokokkuserfahrung, daher Uni-Klinik Tübingen, Chirurgie).
Das Sonogramm in Abb. 26 zeigt einen E. **Cysticus.** (vgl. Abb. 49, S. 47 in Frommhold: Sonographie des Abdomens, Thieme flexibel, 1982!) ein ganz eindeutiger Befund. Der E. alveolaris weist nur millimetergroße Zystchen auf.
Cave: Leber**blind**punktion jedes unklaren Leberprozesses, Lebensgefahr bei Punktion von E. Cysten → Schock!
Bezüglich medikamentöser Therapie und Labordiagnostik stets **aktuell** informieren (z.B. Tropeninstitut Tübingen).

Klinische Fallbeschreibungen III

1 Nach einem fieberhaften Infekt der Luftwege war eine 18jährige Textilarbeiterin am Montag erstmals wieder in ihrem Betrieb erschienen. Noch am gleichen Vormittag entwickelte sich unter Spannungsgefühl im Gesicht und leichter Atemnot der abgebildete Zustand (siehe Abbildung Nr. 1 der Bildbeilage). – Welche Diagnose ist am wahrscheinlichsten?

(A) nephrotisches Syndrom
(B) allergisches Ödem (Quincke)
(C) Herzinsuffizienz bei Myokarditis
(D) allergische Alveolitis (Montagsfieber)
(E) Gesichtsphlegmone

2 Anläßlich einer Einstellungsuntersuchung fallen Ihnen Veränderungen im Mundbereich des Patienten auf (siehe Abbildung Nr. 2 der Bildbeilage). – An welche Erkrankung ist in erster Linie zu denken?

(A) Polyposis intestinalis (Peutz-Jeghers-Syndrom)
(B) hereditäre Teleangiektasie (M. Osler)
(C) Leberzirrhose
(D) anaphylaktoide Purpura (M. Schonlein-Henoch)
(E) Plummer-Vinson-Syndrom

3 Der 22jährige Patient (siehe Abbildung Nr. 3 der Bildbeilage), der 138 cm groß ist, wurde wegen der linksseitigen Okulomotoriusparese stationär aufgenommen. – Welche der nachfolgenden Diagnosen kommen nach dem Erscheinungsbild in Betracht?

(1) Kraniopharyngeom
(2) prolaktinbildendes Hypophysenvorderlappenadenom
(3) ACTH-produzierendes Hypophysenvorderlappenadenom
·(4) idiopathischer Minderwuchs (isolierter Wachstumshormonmangel)
(5) hormoninaktives Hypophysenvorderlappenadenom

(A) nur 1 ist richtig
(B) nur 4 ist richtig
(C) nur 4 und 5 sind richtig
(D) nur 1, 2 und 5 sind richtig
(E) nur 1, 2, 3 und 5 sind richtig

4 Nach einem Urlaub in Süditalien kommt eine 40jährige Patientin (siehe Abbildung Nr. 4 der Bildbeilage) zur Aufnahme. Sie hat Fieber zwischen 38 und 39° C, eine schmerzhafte Schwellung vorwiegend der kleinen und mittleren Gelenke sowie eine Hepatosplenomegalie.

1B 2B 3D 4D

Hb 100 g/l, Erythrozyten 3 x 10^{12}/l (3,0 Mill./mm^3), GOT 60 U/l, GPT 75 U/l, alkalische Phosphatase normal. Urin: Erythrozyten +, Proteinurie 12 g/d. 4 Tage lang war ein Penicillinpräparat eingenommen worden. - Welche Diagnose ist am wahrscheinlichsten?

(A) Initialstadium einer Hepatitis A nach Genuß von Muscheln
(B) Photodermatose durch Kosmetika
(C) rheumatisches Fieber
(D) Lupus erythematodes
(E) Penicillinallergie

5 Was kommt für die abgebildeten Veränderungen der Hände (siehe Abbildung Nr. 5 der Bildbeilage) ursächlich **nicht** in Frage?

(A) Vitium cordis
(B) Lungenfibrose
(C) Bronchiektasen
(D) Bronchuskarzinom
(E) Altersemphysem

6 Bei einem 48jährigen Patienten mit frisch-rotem Gesicht wurde eine arterielle Hypertonie mit Blutdruckwerten um 160/110 mmHg festgestellt. Er klagt über morgendliche Hinterhauptskopfschmerzen, Ohrensausen und gelegentliches Schwindelgefühl. Die klinische Untersuchung ist unauffällig. Die Urinuntersuchung ergibt eine geringe Albuminurie und einzelne Erythrozyten. Abgebildet ist ein repräsentativer Ausschnitt des Augenhintergrundes (siehe Abbildung Nr. 6 der Bildbeilage). - Welche der folgenden Aussagen trifft zu?

(A) Der Augenhintergrundsbefund beweist die renale Genese der Hypertonie.
(B) Die Augenhintergrundsgefäße zeigen Veränderungen (z.B. Kreuzungszeichen n. Gunn), die wahrscheinlich bei diesem Patienten hypertoniebedingt sind.
(C) Der Augenhintergrundsbefund spricht dafür, daß zusätzlich ein Diabetes mellitus vorliegt.
(D) Der Patient hat eine sog. Grenzwerthypertonie.
(E) Keine der Aussagen trifft zu.

4D 5E 6B

7 Der 37jährige Patient (siehe Abbildung Nr. 7 der Bildbeilage) kam wegen belastungsabhängiger Atemnot zum Arzt. – Welche der nachfolgenden Befunde passen zu dem auf der Abbildung erkennbaren Krankheitsbild?

(1) Das Herz ist im Rötgenbild verbreitert.
(2) Die Haut ist dünn und rissig.
(3) Die Leberhöhe ist 16 cm.
(4) Die physiologische Kyphose der Brustwirbelsäule ist aufgehoben.
(5) Die Schilddrüse ist beidseitig diffus vergrößert.

(A) nur 1 und 2 sind richtig
(B) nur 1 und 5 sind richtig
(C) nur 3 und 5 sind richtig
(D) nur 1, 3 und 5 sind richtig
(E) nur 2, 4 und 5 sind richtig

8 Für welche der folgenden Diagnosen spricht der Befund im Urinsediment (siehe Abbildung Nr. 8 der Bildbeilage) am ehesten?

Befund im Urinsediment (siehe Abbildung Nr. 8 der Bildbeilage) am ehesten?

(A) Nierentuberkulose
(B) Blasenkarzinom
(C) Glomerulonephritis
(D) Pyelonephritis
(E) Papillennekrose

9 Eine 60jährige diabetische Patientin wurde im Schock (Blutdruck 80/65 mmHg, kaltschweißig, Anurie) mit einer supraventrikulären Tachykardie (Herzfrequenz um 240/min.) aufgenommen. Nach Behebung der mehrstündigen Tachykardie normalisierten sich die Kreislaufverhältnisse, die Patientin blieb jedoch bis zum nächsten Tag anurisch. Die dargestellten Veränderungen (siehe Abbildung Nr. 9 der Bildbeilage) entstanden nach etwa einwöchigem stationären Aufenthalt. – Es handelt sich dabei am wahrscheinlichsten um

(A) Nekrosen als Folge von im Verlaufe einer Verbrauchskoagulopathie gebildeten Mikrothromben
(B) die Folge einer diabetischen Mikroangiopathie
(C) das Stadium IV (n. Fontaine) einer chronischen arteriellen Verschlußkrankheit
(D) die Folge fehlerhafter Lagerung der Arme während des Kreislaufschocks
(E) die Folge einer Thrombangiitis obliterans

7D 8C 9A

10 Bei einer 38jährigen Frau, die unter Obstipation mit hartem Stuhl leidet, hat sich nach starkem Pressen ein schmerzhafter Knoten am After gebildet. - Es handelt sich bei diesem in 3 Uhr-Position abgebildeten Knoten (siehe Abbildung Nr. 10 der Bildbeilage) um

(A) äußere Hämorrhoiden
(B) Analprolaps
(C) prolabiertes Analfibrom (hypertrophe Analpapille)
(D) perianale Thrombose
(E) Mariske (Hautfalte)

11 Ein 34jähriger Patient, ohne Magenbeschwerden in der Anamnese, erbricht kaffeesatzartigen Mageninhalt und kollabiert. Er wird in eine Klinik eingewiesen, wo der Blutdruck stabil bleibt und kein weiteres Bluterbrechen beobachtet wird. Bei einer Notgastroskopie wird der Befund (siehe Abbildung Nr. 11 der Bildbeilage) erhoben. - Wie ist das weitere therapeutische Vorgehen?

(A) Sie schicken den Patienten nach Hause, da die Blutung bereits wieder steht.
(B) Sie legen eine Sengstaken-Sonde.
(C) Sie verlegen den Patienten in die chirurgische Klinik zur sofortigen Operation.
(D) Sie beobachten und überwachen den Patienten, nachdem Sie einen venösen Zugang geschaffen und Blut für die Kreuzproben entnommen haben.
(E) Sie geben eine Infusion mit 20 E Vasopressin in 200 ml Kochsalzlösung über 20 Minuten.

12 Eine 67jährige Frau hat im Laufe von zwei Jahren mehrfach Lungenentzündungen gehabt, von denen sie sich nicht erholen konnte. Das Blutbild ergibt eine mäßiggradige Anämie, Serumcalcium 3,2 mmol/l (6,4 mval/l). Die Abbildung zeigt einen nach Pappenheim gefärbten Knochenmarkausstrich dieser Patientin (siehe Abbildung Nr. 12 der Bildbeilage). - Welche Diagnose ist am wahrscheinlichsten?

(A) perniziöse Anämie
(B) Plasmozytom
(C) akute lymphatische Leukämie
(D) Knochenmarkmetastasen bei Magenkarzinom
(E) Hyperparathyreoidismus

10 D 11 D 12 B

13 Die Abbildung (siehe Abbildung Nr. 13 der Bildbeilage) zeigt die Hände einer 49jährigen Frau mit einer Proteinurie von 6 g/d. Sie klagt über Abgeschlagenheit, Gelenkbeschwerden, in die Hände ziehende Schmerzen und vermehrten Haarausfall. - Welche der folgenden Diagnosen ist am wahrscheinlichsten?

(A) chronische Polyarthritis (rheumatoide Arthritis)
(B) Lupus erythematodes
(C) akute Glomerulonephritis
(D) Polymyalgia rheumatica
(E) Dermatomyositis

14 Eine 57jährige Patientin bemerkt seit 4 Wochen eine blutig-seröse Sekretion aus der linken Brust (siehe Abbildung Nr. 14 der Bildbeilage). Die Mammographie zeigt einen gering mastopathisch veränderten Drüsenkörper beiderseits. Die Galaktographie ergibt beiliegendes Bild (siehe Abbildung Nr. 15 der Bildbeilage). - Welche Diagnose ist am wahrscheinlichsten?

(A) Mammakarzinom
(B) Cystosarkoma phylloides
(C) intraduktale Papillome
(D) Milchgangskarzinom
(E) Fibroadenom der Mamma

15 5 Tage nach einer Kniegelenksoperation zeigen sich bei einem 30jährigen Patienten Zeichen einer Wundheilungsstörung. Die Umgebung der Narbe ist druckschmerzhaft angeschwollen (siehe Abbildung Nr. 16 der Bildbeilage). Körpertemperatur 39,2° C (rektal, Leukozytenzahl 13,5 x 10^9/l (13 500/mm^3). - Folgendes Vorgehen ist am ehesten angezeigt:

(A) Zuwarten bei hochdosierter Antibiotikagabe
(B) Gipsimmobilisation
(C) sofortige chirurgische Revision
(D) Ultraschallbehandlung und offene Wundbehandlung
(E) Salbenverband

16 Eine 22jährige bisher gesunde Studentin (Appendektomie und Tonsillektomie vor 8 Jahren) klagt seit 1 Woche über einen Nasen-Rachen-Katarrh, Müdigkeit und Nausea. Die Temperatur ist bis 38,5° C erhöht, Grippemittel und Kopfschmerztabletten wurden eingenommen. Bei der Untersuchung sind eine Rachenrötung, einzelne Petechien am harten Gaumen und kirschgroße Lymphknoten bds. sub-

13 B 14 C 15 C 16 C

mandibular auffällig. BSG 8/18 mm, Hb 153 g/l, Leukozyten 21 x 10^9/l (21 000/mm^3), im Differentialblutbild 28% Segmentkernige, 2% Stabkernige, 2% Eosinophile, 26% kleine Lymphozyten und 42% Zellen wie abgebildet (siehe Abbildung Nr. 17 der Bildbeilage). - Welche Diagnose ist am wahrscheinlichsten?

(A) akute Leukämie
(B) Agranulozytose
(C) infektiöse Mononukleose
(D) beginnende Sepsis
(E) Hepatitis B

17 Ein 20jähriger Chemielaborant klagt seit einigen Wochen über Appetitlosigkeit und unbestimmte, mitunter kolikartige Bauchschmerzen. Er kommt beunruhigt in die Sprechstunde, in der Hand ein Gefäß, dessen Inhalt beim letzten Stuhlgang mitausgeschieden wurde (siehe Abbildung Nr. 18 der Bildbeilage). - Welches Vorgehen ist am ehesten indiziert?

(A) Gabe von 2 x 1 Tbl. Menendazol (Vermox®) an 3 aufeinanderfolgenden Tagen
(B) Gabe von 3 x 1 Tbl. Metronidazol (Clont®) für 3 Tage
(C) Einmalgabe von 2 g Niclosamid (Yomesan®)
(D) Verordnung von Nystatin (Moronal®) und Weizenkleie
(E) Rektoskopiebefund erheben, danach Therapieentscheidung

18 Ein 55jähriger Patient mit Angina pectoris-Anamnese klagt schon bei einer Ergometerbelastung mit 50 Watt über retrosternale Schmerzen. Sein EGK in Ruhe und bei Belastung (siehe Abbildung Nr. 19 der Bildbeilage)

(1) zeigt einen frischen Vorderwandinfarkt
(2) ist typisch für eine schwere Koronarinsuffizienz
(3) zeigt unspezifische, am ehesten vegetativ bedingte ST-Streckenveränderungen
(4) ist wegen Linkshypertrophiezeichen nicht beurteilbar
(5) sollte zum Abbruch der Belastung veranlassen

(A) nur 1 ist richtig
(B) nur 3 ist richtig
(C) nur 4 ist richtig
(D) nur 1 und 5 sind richtig
(E) nur 2 und 5 sind richtig

16 C 17 A 18 E

19 3 Monate nach einem Herzinfarkt wurde bei einem 55jährigen Patienten radiologisch eine zunehmende Herzvergrößerung festgestellt. – Aufgrund des EKG (siehe Abbildung Nr. 20 der Bildbeilage) ist welche Diagnose am wahrscheinlichsten?

(A) akute Perikarditis
(B) Zustand nach Vorderwandinfarkt mit Verdacht auf Aneurysmabildung
(C) Zustand nach Hinterwandinfarkt mit Verdacht auf Aneurysmabildung
(D) Linksyhpertrophie
(E) Rechtsschenkelblock

20 20jährige Studentin, seit 1 Woche schweres Krankheitsgefühl, Temperaturen zwischen 39 und 40 °C ohne Schüttelfrost. Ruhedyspnoe, Tachykardie um 120/min. Husten ohne Auswurf. Über beiden Lungen feinblasige, klingende Rasselgeräusche, deutliche Lebervergrößerung, BSB 60/90 mm, Leukozyten 9,5 x 10^9/l (9 500/mm^3), Hb 135 g/l, Erythrozyten 4,3 x 10^{12}/l (4,3 Mill./mm^3). Die Röntgenuntersuchung des Thorax ergibt den dargestellten Befund (siehe Abbildung Nr. 21 der Bildbeilage). – Die Veränderungen entsprechen am ehesten einer(m)

(A) kardialen Stauung
(B) Miliartuberkulose
(C) Alveolitis allergica
(D) Bronchopneumonie
(E) Goodpasture-Syndrom

21 Ein 19jähriger Schüler aus einer Großstadt (Pilzsammler) erkrankte mit Fieber und Husten und dem im Röntgenbild dargestellten Lungenbefund (siehe Abbildung Nr. 22 der Bildbeilage), während mehrere seiner Mitschüler „nur" an einem flüchtigen Infekt der oberen Luftwege erkrankt waren. Der physikalische Befund war gering, die Leukozytenzahl nicht erhöht. Nachdem unter Ampicillin keine Besserung eingetreten war, entfieberte der Patient nach Gabe von Tetracyclin prompt. – Die wahrscheinlichste Diagnose lautet:

(A) Pilzpneumonie
(B) M. Boeck
(C) Pneumokokkenpneumonie
(D) Mykoplasmenpneumonie
(E) spezifische Pneumonie (Tbc)

19 B 20 B 21 D

22 Bei einer 22jährigen Medizinstudentin wurde anläßlich einer Routineuntersuchung der Röntgenbefund (siehe Abbildung Nr. 23 der Bildbeilage) erhoben. Zu diesem Zeitpunkt fühlte sie sich völlig gesund. Zu Beginn ihres Studiums war sie BCG geimpft worden. 4 Wochen vor der Untersuchung hatte sie Gelenkschmerzen, leichtes Fieber und bläulich-rote, leicht schmerzende Flecken an beiden Unterschenkeln, die sich nur langsam zurückgebildeten. – Differentialdiagnostisch denken Sie in erster Linie an

(A) Lungentuberkulose
(B) Morbus Hodgkin
(C) Erkrankung aus dem rheumatischen Formenkreis
(D) Lues
(E) Morbus Boeck

23 Ein 36jähriger Lehrer (175 cm, 67 kg) klagt über von Körperhaltung und Konsistenz der aufgenommenen Nahrung unabhängige „Schluckbeschwerden" und gelegentliche retrosternale, druckartige Schmerzen, vermehrt bei beruflicher Überlastung. Kein Erbrechen, keine Gewichtsabnahme, Stuhlgang und Miktio ohne Besonderheiten. Klinisch und laborchemisch kein pathologischer Befund. Die Röntgenuntersuchung ergibt den wiedegegebenen Befund (siehe Abbildung Nr. 24 der Bildbeilage). – Welche Diagnose ist am wahrscheinlichsten?

(A) Ösophagus-Kardia-Karzinom
(B) stenosierende Ösophagitis
(C) Mallory-Weiss-Syndrom
(D) Achalasie
(E) Ösophagusvarizen

24 Eine 54jährige adipöse Frau hatte seit Jahren besonders nach reichlichen Mahlzeiten über Schmerzen im Oberbauch, Völlegefühl und Blähungen geklagt. Während einer der letzten Schmerzattacken hatte sie nach einem Schüttelfrost hohes Fieber bekommen und war vorübergehend auch gelb geworden. Sie wurde 2 Wochen später wegen Übelkeit und Gewichtsabnahme stationär eingewiesen.
Bei der Untersuchung deutlicher Druckschmerz der 2 QF unter dem rechten Rippenbogen tastbaren Leber, Körpertemperatur 39 °C, Bilirubin 51 μmol/l = 30 mg/l (3 mg%), BSG 60/95 mm, Leukozyten 21 x 10^9/l (21000/mm^3), Linksverschiebung im Differentialblutbild. – Es wurde eine Oberbauchsonographie durchgeführt, der Befund (siehe Abbildung Nr. 25 der Bildbeilage) spricht für

22 E 23 D 24 B

(A) Leberabszeß
(B) Gallenstein
(C) große Lebermetastase
(D) Pankreaskopfkarzinom
(E) Echinokokkuszyste

25 Bei einem 5jährigen Jungen mit chronischer Obstipation wird ein Kontrasteinlauf veranlaßt (siehe Abbildung Nr. 26 der Bildbeilage). - Welche Verdachtsdiagnose trifft am ehesten zu?
(A) präsakrales Teratom mit Kompression des Rektums
(B) idiopathisches Megakolon
(C) Megakolon congenitum (Aganglionose)
(D) Dolichokolon
(E) symptomatisches Megakolon

26 Ein 30jähriger Patient gibt an, im Urlaub mit heftigen Oberbauchschmerzen erkrankt zu sein. Er habe kaum Nahrung zu sich nehmen können. Vor einigen Monaten habe er bereits an ähnlichen Beschwerden gelitten, die er auf zu reichlichen Alkoholgenuß zurückgeführt habe. - Welche Diagnose ist unter Berücksichtigung des beigefügten Röntgenbildes (siehe Abbildung Nr. 27 der Bildbeilage) am ehesten zutreffend?
(A) verkalkte Echinokokkuszyste
(B) chronisch-rezidivierende Pankreatitis
(C) Verkalkungen von retroperitonealen Lymphknoten
(D) Cholelithiasis
(E) penetrierendes Ulcus duodeni

27 Bei einer 83jährigen rüstigen Patientin ist nach einem Sturz das linke Bein außenrotiert und verkürzt. Ein Röntgenbild ist beigefügt (siehe Abbildung Nr. 28 der Bildbeilage). - Folgende Behandlung ist am ehesten angezeigt:
(A) Streckverband zur konservativen Therapie
(B) Endoprothese des Hüftgelenkes
(C) Bestrahlung wegen Verdachtes auf pathologische Fraktur
(D) sofort belastungsstabile Osteosynthese
(E) funktionelle Behandlung

28 Bei der Überwachung eines Patienten mit akutem Myokardinfarkt erhalten Sie vom Arrhythmiecomputer die beigefügte 2-Kanal-Registrierung ausgedruckt. Bei dem mit A – B gekennzeichneten Ereignis (siehe Abbildung Nr. 29 der Bildbeilage) handelt es sich um

24 B 25 C 26 B
27 D 28 C

(A) Sinusarrhythmie
(B) paroxysmale Vorhoftachykardie
(C) ventrikuläre Tachykardie
(D) absolute Arrhythmie bei Vorhofflimmern
(E) Artefakte

28 C

Original Prüfungs-Abbildungen

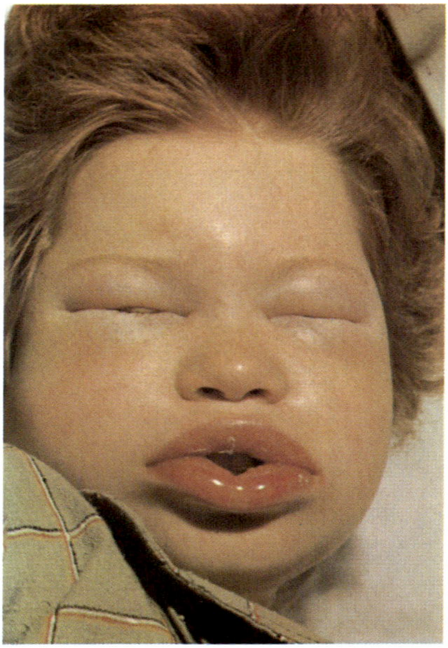

Abbildung 1 (April 83)

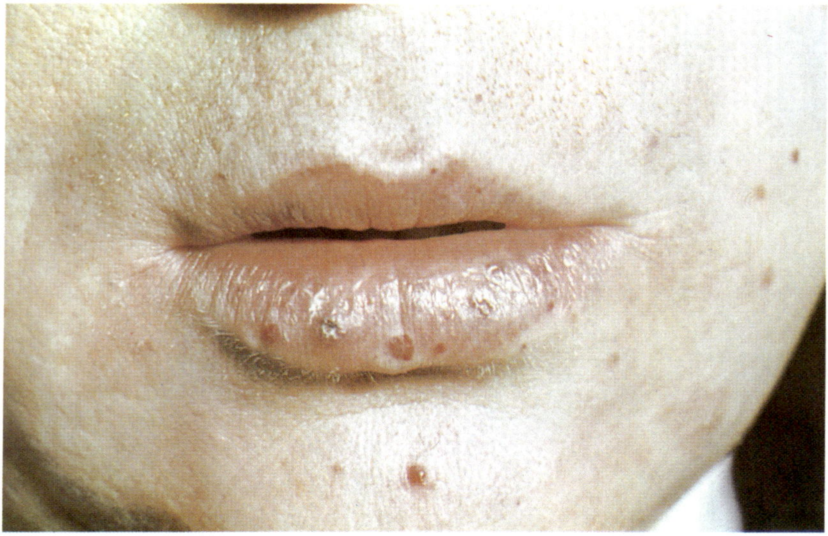

Abbildung 2 (April 83)

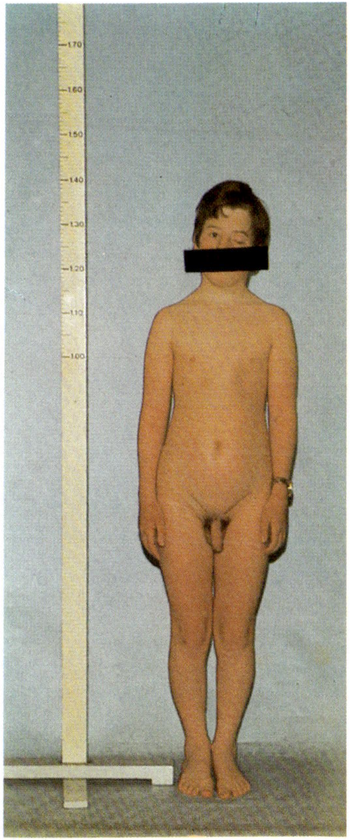

Abbildung 3 (April 83)

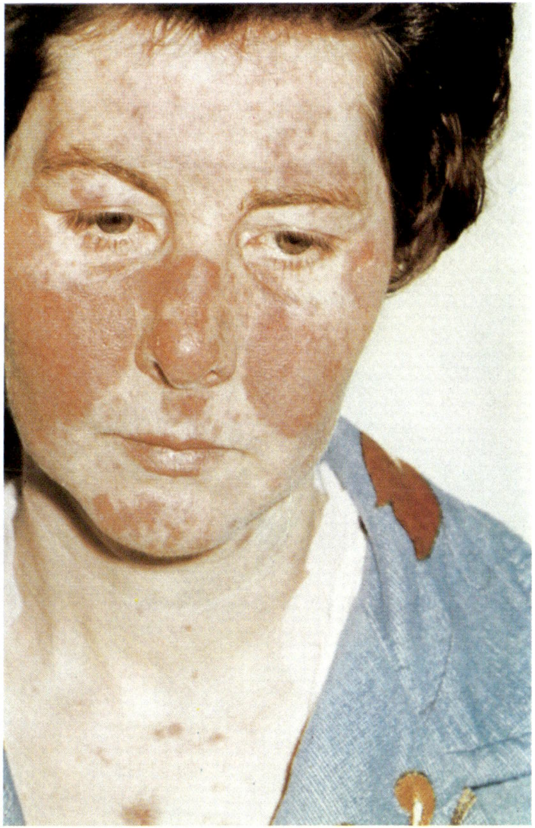

Abbildung 4 (April 83)

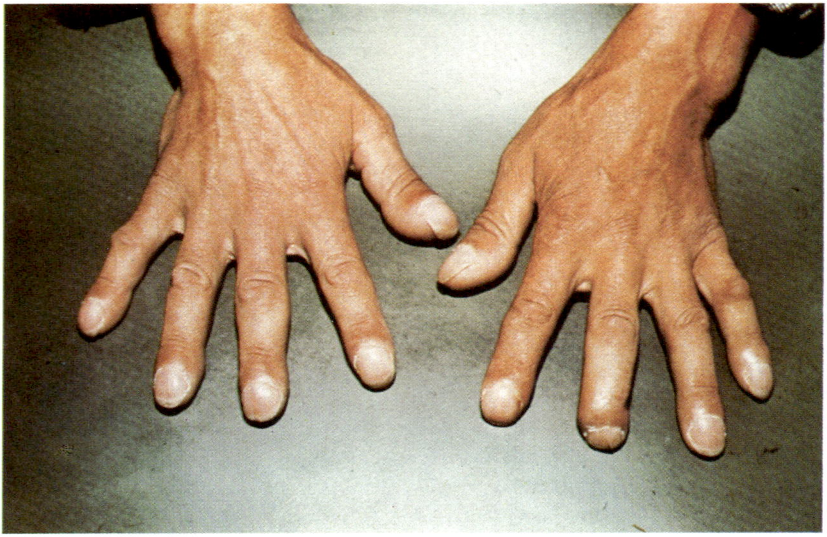

Abbildung 5 (April 83)

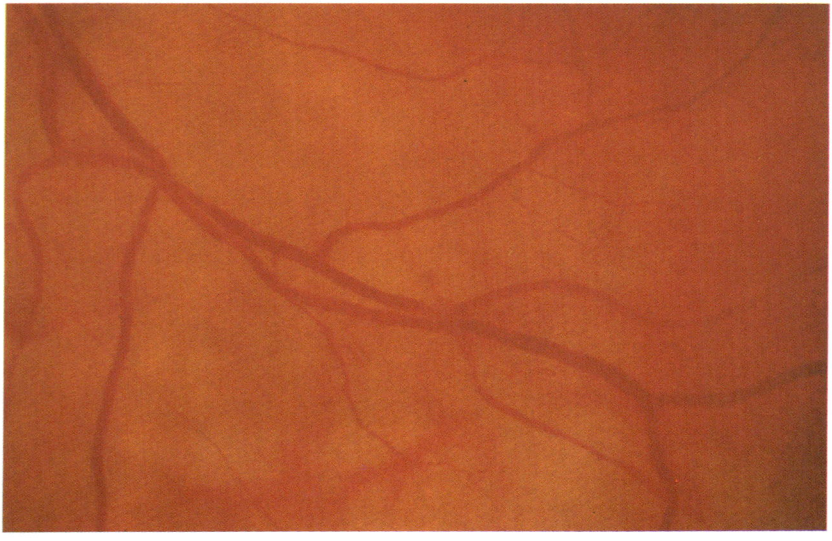

Abbildung 6 (April 83)

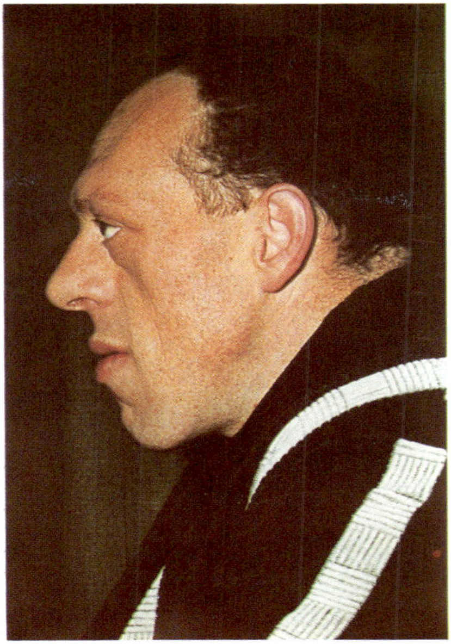

Abbildung 7 (April 83)

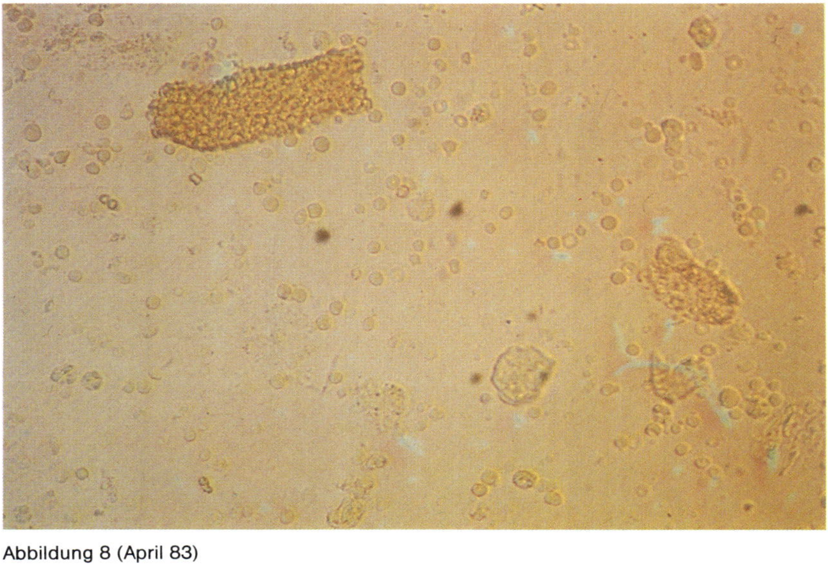

Abbildung 8 (April 83)

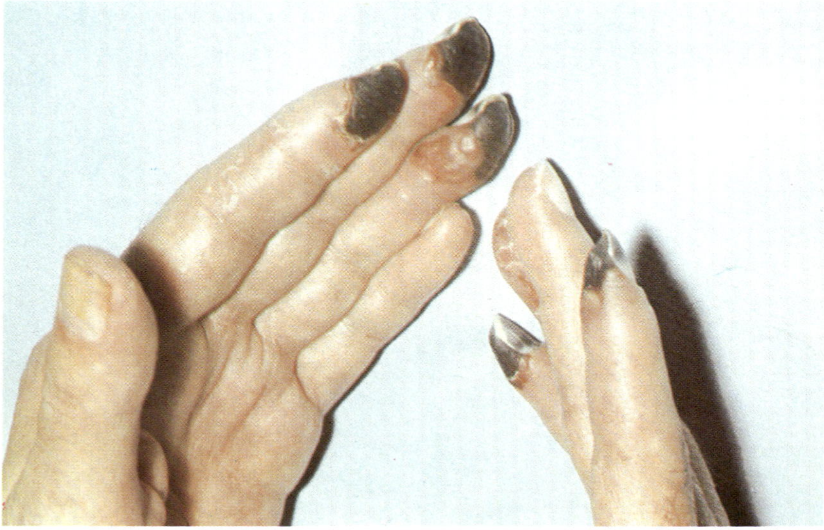

Abbildung 9 (April 83)

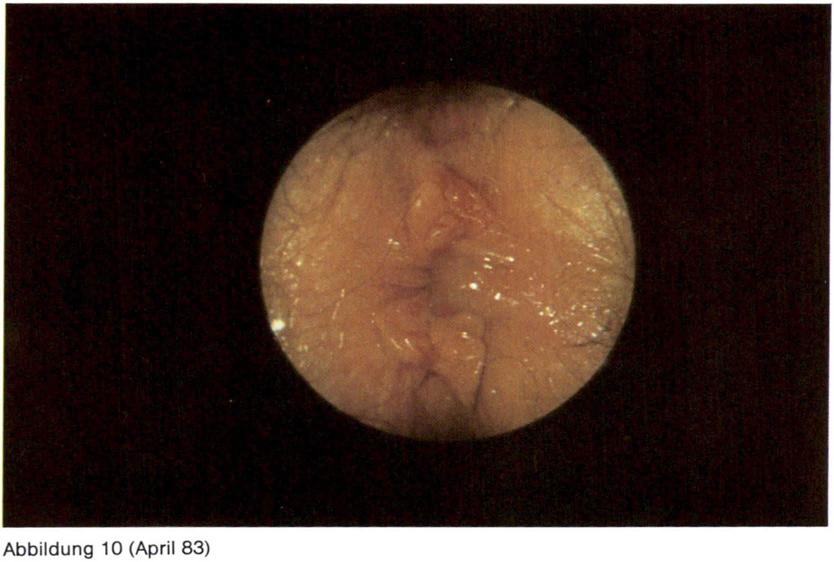

Abbildung 10 (April 83)

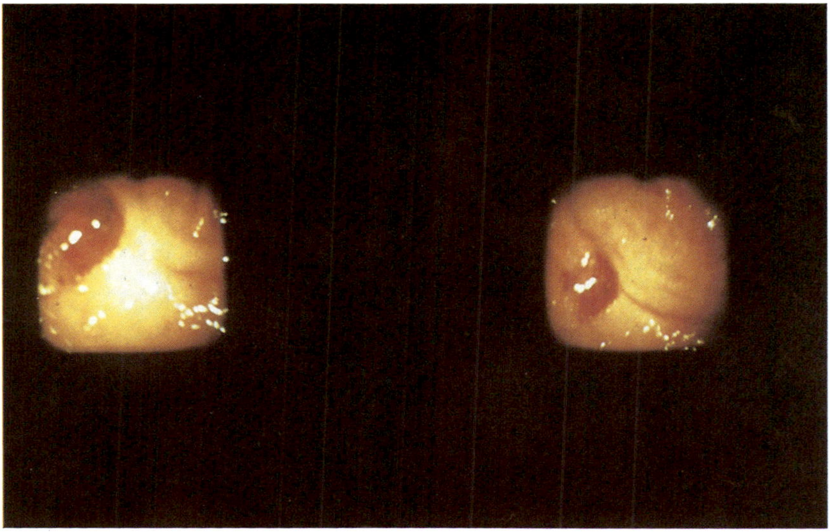

Abbildung 11 (April 83)

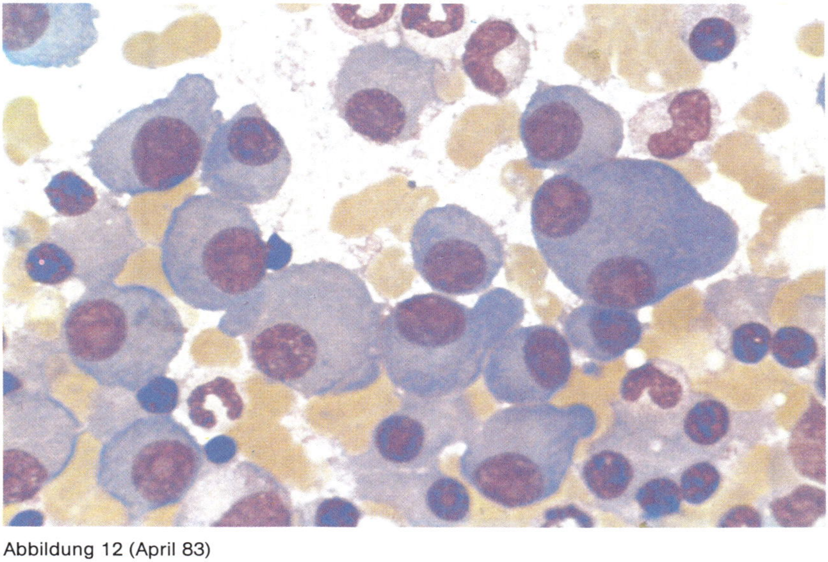

Abbildung 12 (April 83)

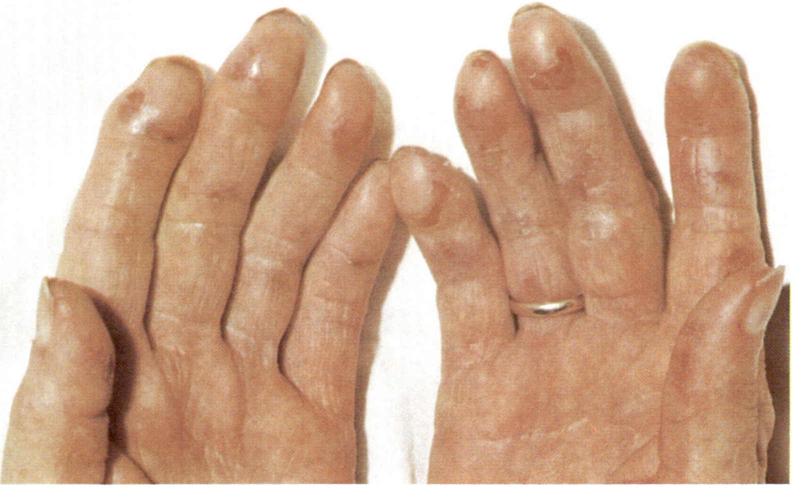

Abbildung 13 (April 83)

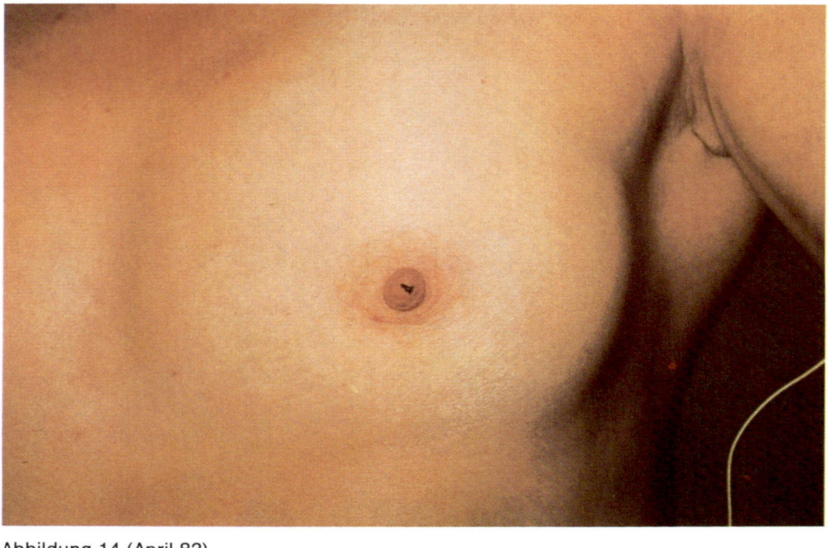

Abbildung 14 (April 83)

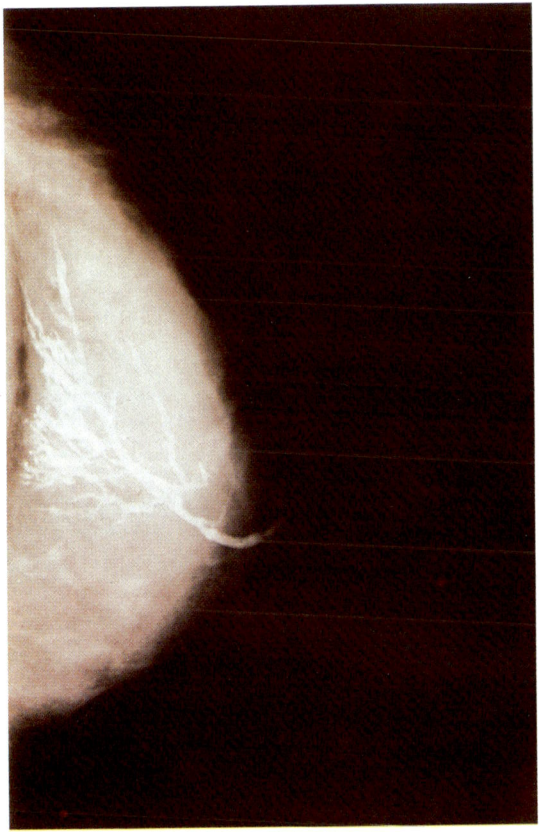

Abbildung 15 (April 83)

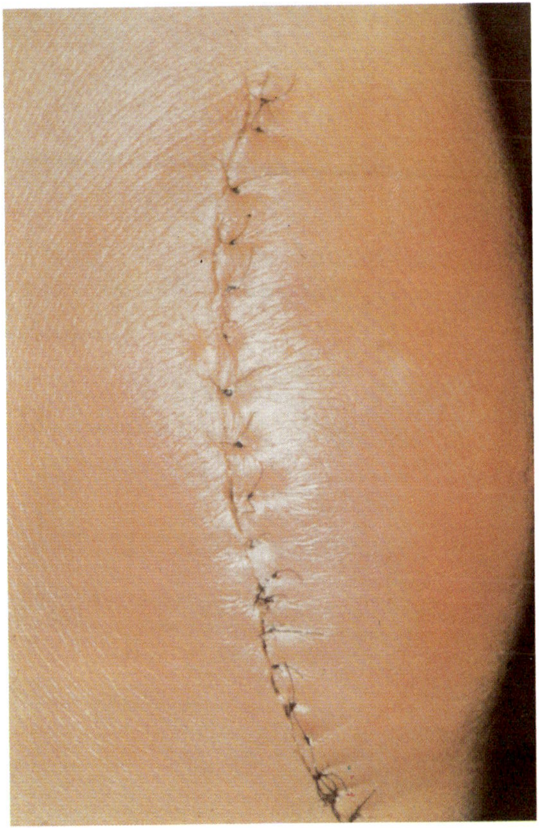

Abbildung 16 (April 83)

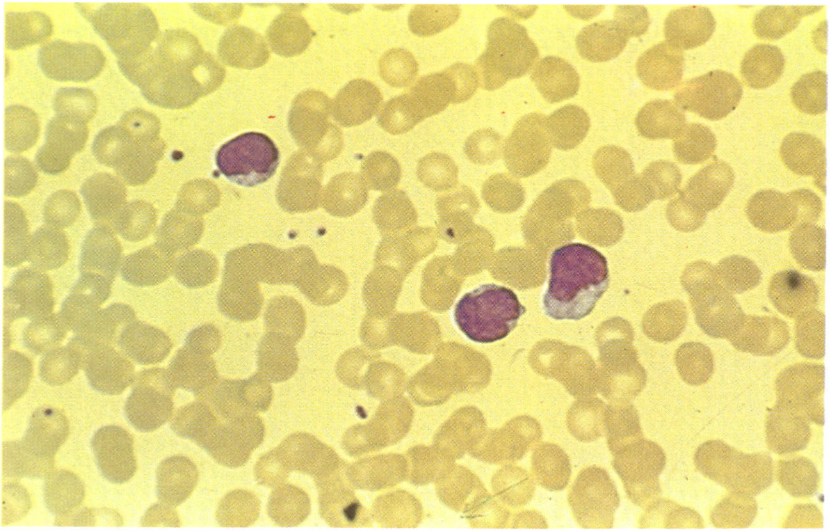

Abbildung 17 (April 83)

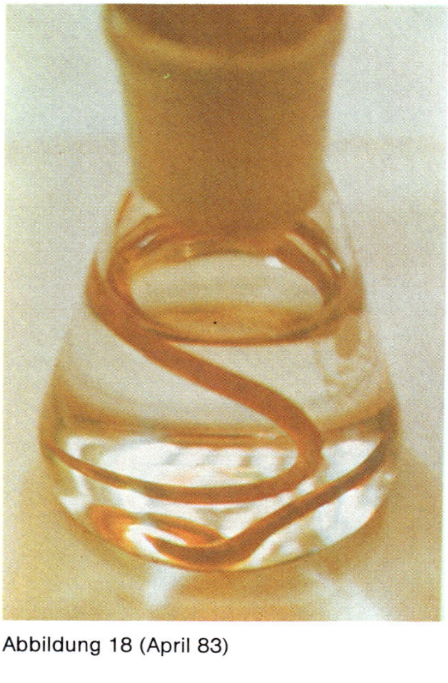

Abbildung 18 (April 83)

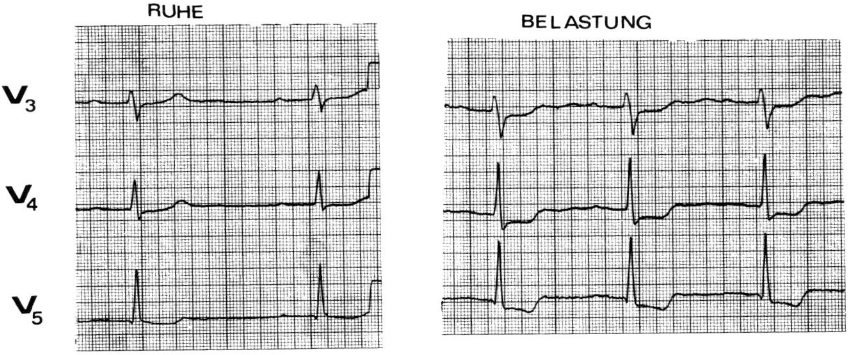

Abbildung 19 (April 83)

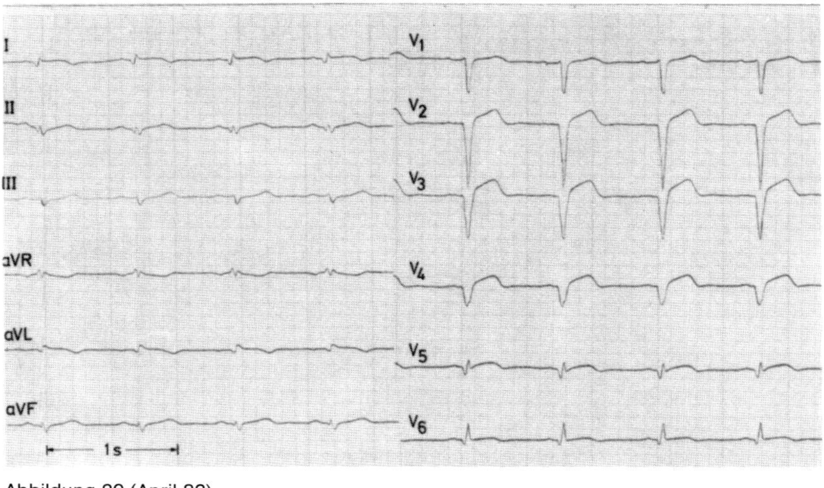

Abbildung 20 (April 83)

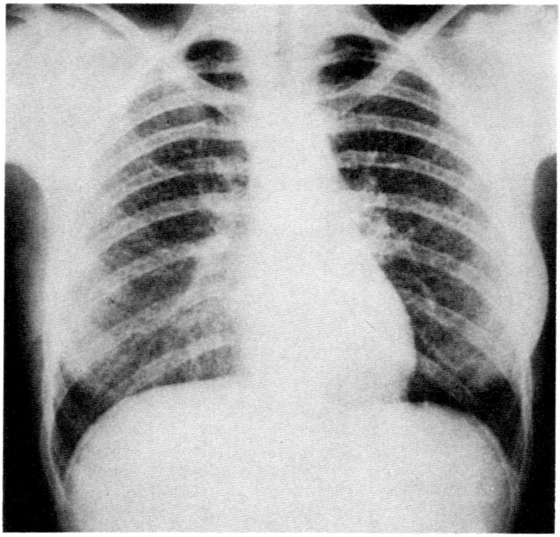

Abbildung 21 (April 83)

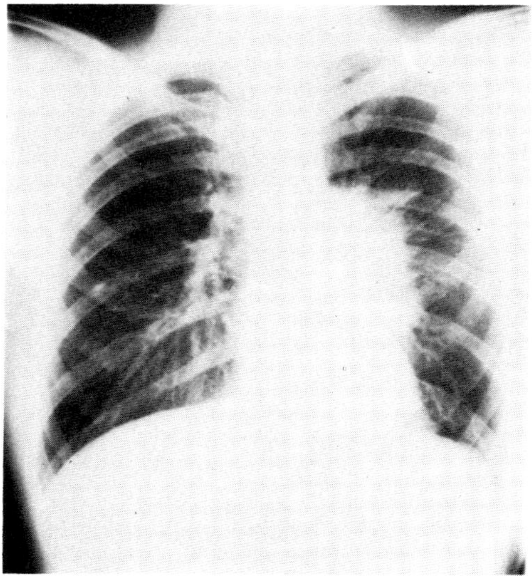

Abbildung 22 (April 83)

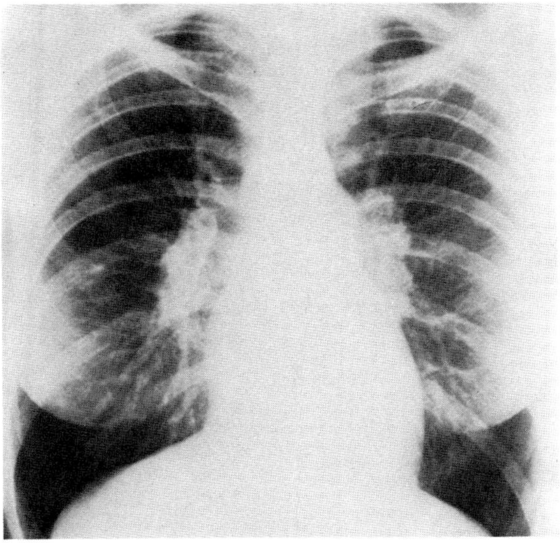

Abbildung 23 (April 83)

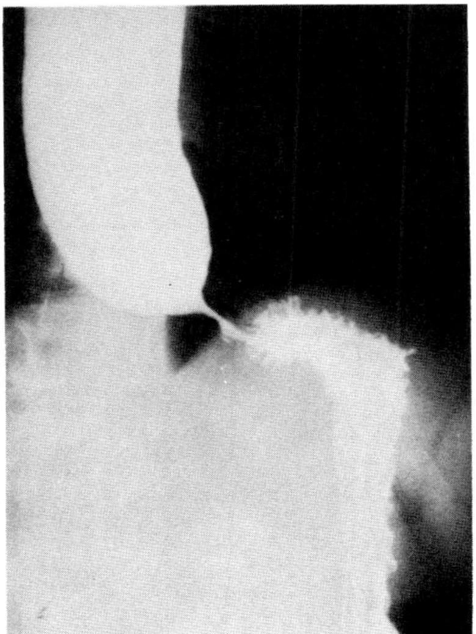

Abbildung 24 (April 83)

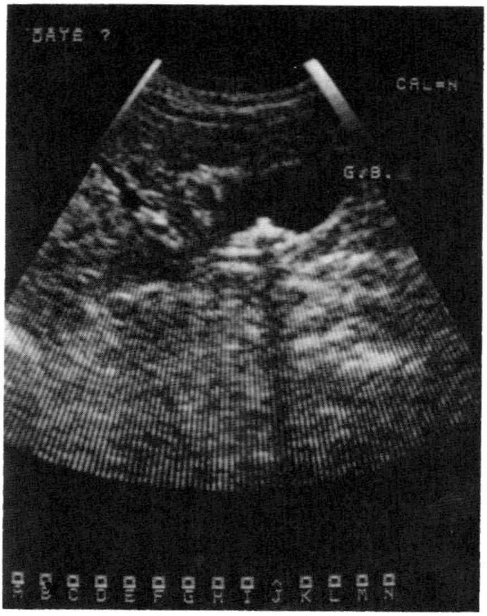

Abbildung 25 (April 83)

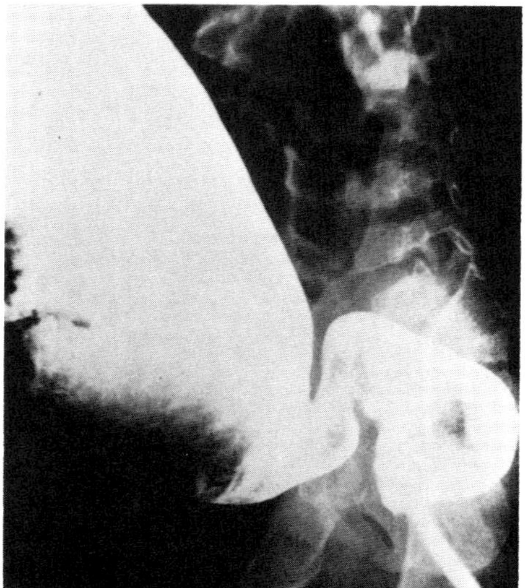

Abbildung 26 (April 83)

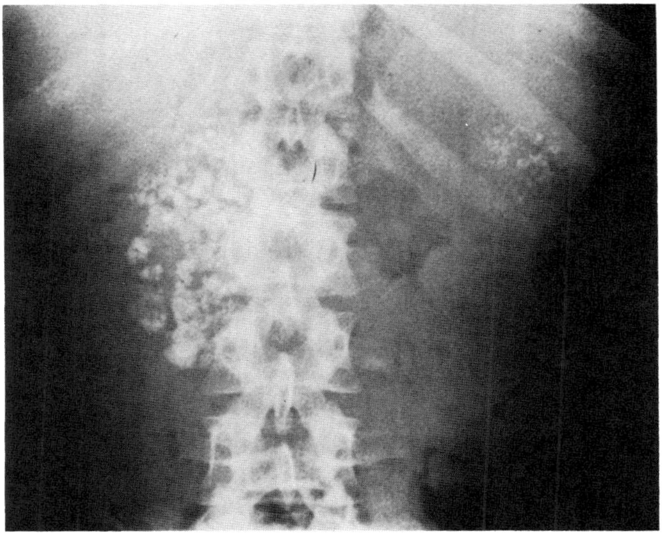

Abbildung 27 (April 83)

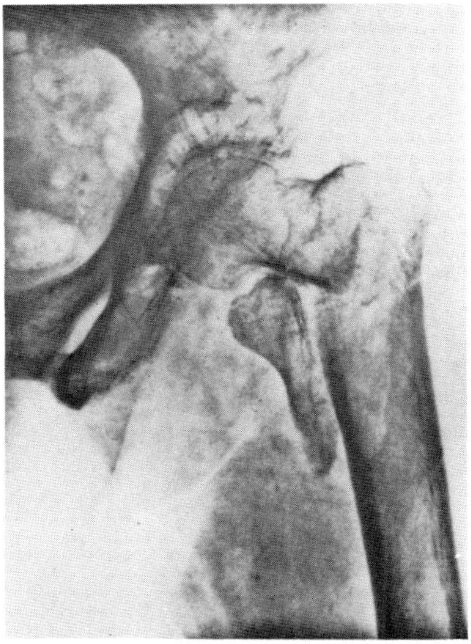

Abbildung 28 (April 83)

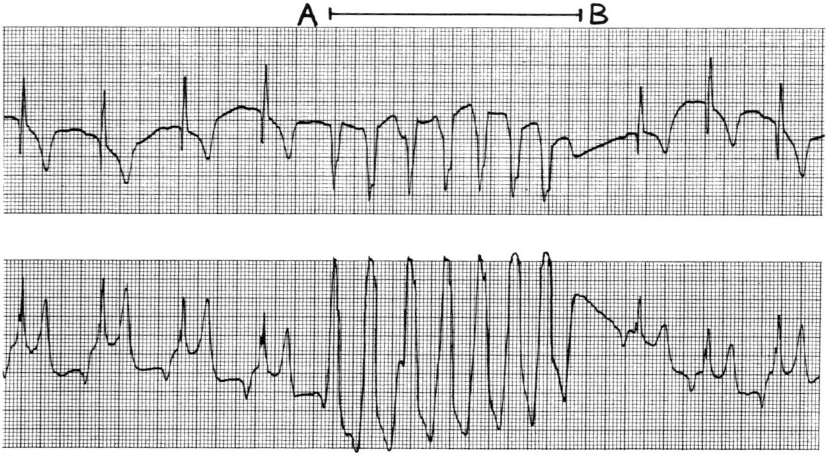

Abbildung 29 (April 83)

Kommentare zu Klinischen Fallbeschreibungen III

1 B – Das Quincke-Ödem (flüchtig!) ist durch Ödematisierung der Subcutis
Abb. 1 von Augenlidern, Lippen und oft auch Genitalien gekennzeichnet. Die Lider erscheinen teigig geschwollen, der Mund ist oft rüsselartig entstellt. Dieses Ödem ist als anaphylaktische Reaktion in der Subkutis auf exogene oder endogene Allergene zu verstehen (Nasemann). Es entsteht binnen Minuten und bleibt nur für Stunden bestehen. Bei Manifestation in Larynx und Pharynx (hier: leichte Atemnot!) kann es infolge des Glottisödems zur vollständigen Verlegung der Atemwege kommen! Sieg. 26.10.

DD: Hereditäres Angioödem: angeborener Defekt im Komplementsystem: ererbter C 1-Esterase-Inhibitor-Mangel, nicht allergisch! Cortison hilft nicht sicher! Beginn im Kindesalter. Familienanamnese! Bestimmung der C 1-Esterase im Blut notwendig! Befall der Schleimhäute, der Luftwege (Glottisödem – 25% Erstickungstod), Gesicht, Arme und Beine sowie Darm (Erbrechen, Bauchschmerzen, Durchfall). Pschy. 997, Sieg. 26.10, 6.65. Pschy. 342: Mangel an C 1-Esteraseinhibitor kann eine durch Infekte provozierbare Aktivierung des Komplementsystems mit „Quincke-Ödem", Glottisödem u.ä. zur Folge haben. Juckt **nicht!** Das **allergische** Quincke-Ödem juckt. Das **allergische** Quincke-Ödem kann durch Fieber-Therapeutika (Phenylbutazon) ausgelöst werden. Sieg. 6.65.

P.S! Die Terminologie ist leider nicht einheitlich!

ad A – Das nephrotische Ödem zeigt sich morgens besonders deutlich im Bereich der Augenlider; Ursache ist eine Schädigung der Kapillarmembran, das Ödem ist weich und blaß.

ad D – Bei Montagfieber (= Monday feeling, typisch bei der Baumwolllunge = Byssionse) kommt es mit Latenz von 4–8 Stunden (Typ III = Arthus-Reaktion!) nach einem beschwerdefreien Tag (Sonntag) ohne Antigen-Exposition montags (bei der Arbeit) zu Husten, Atemnot, Fieber und „Erkältung" durch erneute Antigen-Inhalation (Baumwolle, Vogelexkrementen...). Eine Gesichtsschwellung tritt nicht auf. Sieg. 9.15.

2 B – Vgl. Sieg. S. 17 und Abb. 5.11–5.13.
Abb. 2 Der M. Osler (hereditäre hämorrhagische Teleangiektasie) wird autosomal dominant vererbt, er manifestiert sich erst im 2.–3. Lebensjahrzehnt. Es kommt zur lokalisierten Konvolutbildung von Kapillaren in allen Organen (keine echten Angiome!) Schwerpunkte des Auftretens dieser bis erbsgroßen Herde sind Gesichtsmitte, Mund- und Nasenschleimhaut, Ohren und die akralen Extremitätenanteile (Klostermann). Gelegentlich sind arteriovenöse Lungenanastomosen und

Leberfisteln nachweisbar. Es kommt zu rezidivierenden Blutungen, in über 80% der Fälle zu rez. Epistaxis (Hegglin), in deren Folge es zur schweren Anämie kommen kann; selten sind jedoch lebensbedrohliche Blutungen!

ad A – Typisch für das Peutz-Jeghers-Syndrom sind Melaninflecken (braun-schwarz) im perioralen Bereich; sie werden zudem auf der Mundschleimhaut, in der Augenumgebung, aber auch im Handbereich angetroffen.

ad C – Spider naevi (Eppinger-Sternchen) zeigen eine zentrale Pulsation und finden sich bevorzugt im Stirn-, Nacken-, Schulter- und Kassendreieckbereich.

ad D – Die Purpura Schönlein-Henoch meist im Schulkinderalter: Hämorrhagisches Exanthem (= Purpura) der Extremitäten, oft Streckseiten und Gesäß, Fieber, Bauchschmerzen, Arthralgien.
Sieg. S. 15 Abb. 5.8. Nur selten Gesicht befallen.

ad E – Plummer-Vinson-Syndrom = Sideropenische Dyphagie = Eigenmangelanämie, die mit Schluckbeschwerden einhergeht.
DD: Ösophagus-Karzinom. Sieg. 4.34, Abb. 4.22–4.23. Mundwinkelrhagaden (= Cheilosis) gehören nicht obligat zum Plummer-Vinson-Syndrom. DD: Perlèches (= Faulecken durch Candidiasis) DD: Dysphagie, Sieg. 24.4 Diagnosebestätigung ex juvantibus (nach Karzinomausschluß) durch Eisentherapie (Pschyr. 939).

3 D – Leitsymptome:
Abb. 3
1. Minderwuchs (138 cm/22 Jahre)
2. Pubertätsverzögerung (Pubesbehaarung schwach)
3. Oculomotoriuspar links (Ptosis links)

Verd. Diagnose: Hypophysenvorderlappeninsuffizienz durch Tumor im Gebiet Hypothalamus-Hypophyse (nach Diabetes insipidus fragen!), Sieg. 32.16, 15.3, 7.8, 3.7 f und Abb. 3.12.
Das Kraniopharyngeom ist der häufigste Tumor, der bei Kindern zu einem hypophysären Minderwuchs führt. Oft in Rö-Schädel-Aufnahme supraselläre Verkalkungen (Abb. 3.12). CT, NMR-Tomographie. Jahrelange Kopfschmerzen oft tief hinter den Augen angegeben. Vgl. Tab. 15.4 Sieg., vgl. Check-Liste Endokrinologie, Thieme, S. 51. Sieg. Abb. 15.6–15.8.
ad 2 – Klinischer Hinweis auf Prolaktinom beim Mann: Gesichtsrasur wird seltener erforderlich (Testosteron**mangel! Sekundärer** Hypogonadismus), Axillabehaarung und Pubesbehaarung wird weniger. Potenzstörung, Gynäkomastie (Prolactin erhöht), Galactorrhoe (selten), Gesichtsfeldausfälle.

Merke: Bei geringstem Verdacht = Prolactin-Bestimmung. Besonders Augenärzte und Gynäkologen denken immer noch zu wenig daran. Check-Liste-Endo S. 33 ff.
Nicht vergessen: Bei jedem HVL-Tumor MEA-Typ I-Suche (Familienanamnese) (Check-Liste-Endo S. 266 ff!): Parathormonbestimmung, Calcium, Phosphat, Kreatinin, primärer Hyperparathyreoidismus, Sonographie, Nebenschilddrüsenregion und des Pankreas. Nüchternhypoglykämie (Insulinom), Ulcus pepticum (Zollinger-Ellison). Wäßrige Durchfälle (VIP-om, Werner-Morrison-Syndrom). Autonomes Schilddrüsen-Adenom.
ad 3 – Die hypophysäre ACTH-Überproduktion führt zum zentralen Cushing-Syndrom; die Abbildung zeigt jedoch keinen cushingoiden Typus.
ad 4 – Der isolierte STH-Mangel ist aufgrund der Okulomotoriusparese und auch der spärlichen Schambehaarung auszuschließen.
ad 5 – Sowohl bei hormonaktiven als auch hormoninaktiven Hypophysentumoren kann es zu Drucknekrosen im umgebenden normalen HVL (seltener HHL)-Gewebe kommen; typisch sind Hypopituitarismus und bitemporale Gesichtsfelddefekte. Hypophysentumoren gar nicht selten schon im Schulkind-Alter! Das Prolaktinom ist der häufigste Hypophysen-Tumor!

4 D – Leitsymptome:
Abb. 4 1. Status febrilis mit Exanthem (Sieg. 6.5 ff)
2. Status febrilis mit Splenomegalie (Sieg. 6.9 ff)
3. Status febrilis mit poly(!)Arthritis (Sieg. 6.5 ff).

DD: „Tropenkrankheit" (Malaria, M. Bang, Typhus, Miliar-Tbc) wenn **das Gesichtsexanthem nicht vorhanden wäre.**

1. Status febrilis mit Exanthem, Sieg. 6.5 ff z.B. LED, Arzneimittelexanthem (Penicillin!) M. Pfeiffer, Erysipel, Scharlach, Masern, Stevens-Johnson-Syndrom, Penicillin!, Sieg. Abb. 3.45, Lues („Kieler Masern"), Coxsackie und Echovirusinfektion.
2. Status febrilis mit Splenomegalie, Sieg. 6.9 ff
   z.B. Malaria!, Miliar-Tbc, M. Pfeifer, (Virus-hepatitis selten), infektiöse Endokarditis, M. Bang, Typhus, M. Hodgkin, LED und Felty-Syndrom.
3. Status febrilis mit Arthritis, Sieg. 6.48 ff u. 6.5.
   Zum LED vgl. Sieg. 6.54 ff mit Abb. 6.25.
   Die Patientin hat 1. Gesichtserythem
   2. Arthritis ohne Gelenkdeformation
   4. V.a. Photosensibilität der Hautveränderungen (Italien)!
   4. Nephrotisches Syndrom (Proteinurie 12 gr.!)

5. Anämie **normo**chrom (100:3 = 33,3 pg = MCH)
6. Hepatitis („Transaminitis“: GOT und GPT).

Die ersten vier Befunde beweisen praktisch den LED (nach ARA-Kriterien). Laborchemisch ist der Anti-n-DNS-Nachweis in hohen Titerstufen über 1 : 20 ebenfalls beweisend (nur Antikörper gegen **native** DNS). Arzneimittel induzierter LED klinisch gleich, auch serologisch (Anti-n-DNS). Wichtigste „lupogene“ Pharmaka sind: Nepresol, Procainamid, Chinidin, viele Antiepileptika (Hydantoin), Isoniacid, Phenothiazine, Penicill**amin** (!). Peni**cillin** ist nicht typisch.

5 E – Sieg. Abb. 3.21.
Abb. 5 Man sieht Uhrglasnägel u. Trommelschlegelfinger. Osteoarthropathie hypertrophiante pneumique (Pierre-Marie-Bamberger), Trommelschlegelfinger u. Arthralgien. Z.b. vitium cordis Sieg. Abb. 3.21 und Abb. 11.2 (besonders zyenotische Herzfehler). Die Hypertrophe Osteocarthropathie Pierre-M.-B. mit (schmerzhafter) periostaler Knochenneubildung langer Röhrenknochen ist ein paraneoplastisches Syndrom. Bronchuskarzinom (besonders bei kleinzelligen BC-APUDOM) Sieg. Abb. 17.14 u. Abb. 3.67, oft idiopathisch. Sieg. 3.46 ff. Das physiologsiche **Alters**empyhsem ist eigentlich nicht vermehrt mit Trommelschlegelfingern kombiniert, Ursachen: Sieg. 9.21: auch bei M. Crohn, Colitis ulcerosa, Leberzirrhose, S. 29.18.

6 B – Man sieht eine Fundus-Farbe, die „frisch-rot“ ist wie das Gesicht des
Abb. 6 Patienten. Vgl. typische Bilder im Hollwich, Tafel 22 Abb. 1 u. 2 („Roter“ Hochdruck) vgl. mit Tafel 23 (blasser Hochdruck). Der Fundus zeigt Grunn’sche Kreuzungsphänomene und stellenweise enggestellte Arterien: Fundus hypertonicus II (Thiel II). Blutungen oder Cotton-wool-Herde fehlen. RR 110 diastolisch, daher **manifeste** Hypertonie. Pathogenese eher essentieller als renaler Genese (frischrotes Gesicht des Patienten) Sieg. Abb. 14.4 b und c. Noradrenalin-Phäochromozytom (diastolisch RR erhöht, Kopfschmerzattacken) ausschließen: 24 Std.-Urin-Katecholamine 3-malig. Nebennieren-Sonographie, Rö-Thorax (Thorax-Phäo?), evtl. Jodobenzyl-Szintigramm des NN-Mark.

Albuminurie (→ Glomerulus-Schaden) und Mikrohämaturie können sowohl Ausdruck einer sekundären Nephrosklerose bei fortgeschrittener Hypertonie als auch einer primären Nephropathie mit Hypertoniefolge sein.

In diesem Fall scheint der Augenfundus dem klinischen Bild etwas nachzuhinken.

7 D - Prima vista V.a. Akromegalie. Die Anamnese (Ehering zu klein,
Abb. 7 Schuhgröße zugenommen, Potenzstörung, Amenorrhoe, Füße und Hände größer geworden, Schweißneigung, Stirnkopfschmerzen) sichert die Diagnose zu 98%, die STH-Bestimmung bei 0', 30', 60', 180 Min. nach 100 gr. Glucose oral mit nicht ausreichender Supprimierbarkeit des STH bei 60' und 90' (normal STH unter 1 ng/ml supprimierbar) beweist zu **100%** die Akromegalie.

Bei Vergleich mit Bildern früherer Jahre würde wohl eine Vergrößerung des Gesichts durch Vergrößerung von Nase, Unterkiefer, Mund und Orbitalwülsten auffallen; auf der Abbildung ist eine Prognathie infolge verstärkten Unterkieferwachstums zu erkennen. Die klinischen Symptome entwickeln sich nur langsam und werden zuerst häufig nicht bemerkt. Typische Veränderungen der Physiognomie sind auch prankenartige Hände und vergrößerte Füße (die Schuhe passen plötzlich nicht mehr) und eine Zunahme des Schädelumfangs. Die physiologische BWS-Kyphose wird durch Keilwirbelbildung verstärkt (ad 4). Die Wachstumshormonerhöhung führt auch zu einer Vergrößerung der inneren Organe (Splanchnomegalie): z.B. Lebervergrößerung auf eine Höhe von 16 cm bei einem Normalwert von 12 cm (ad 3). Es kommt zur Vergrößerung von Schilddrüse (ad 5) und Herz (1), welches sich in der p.a.-Thoraxaufnahme verbreitert darstellt; nicht selten kommt es zur kardialen Dekompensation. Die belastungsabhängige Atemnot könnte u.a. auf die eingeschränkte Atemexkursion des kyphosierten Thorax zurückzuführen sein. Arthrotische Beschwerden, Polyneuropathien, Engpaßsyndrome, Stimmveränderungen (rauh und tief), sowie Kopfschmerzen, Sehstörungen und hypogonadotroper Hypogonadismus sind häufig zu beobachten.

ad 2) Die Haut ist derb und fest, das Unterhautfettgewebe schwindet: die Stirnhaut legt sich häufig in Denkerfalten. Die Patienten klagen über eine vermehrte Schweißneigung und Hypertrichose.

Sieg. 14.31 ff, 3.3, 29.22, 32.16, 3.13, 3.38, 10.58, 27.25 (Ca), 30.11, 3.25.

8 C - Sieg. 25.6 Abb. 25.2: Erythrozytenzylinder
Abb. 8 Das Sediment zeigt typ. Erythrozytenzylinder, die für eine Glomerulonephritis pathognomonisch sind; siehe Schettler, Band I. Auf der Abbildung sieht man einen breiten Zylinder - in Schrumpfnieren erweitern sich die Sammelrohre wegen kompensatorischer Hypertrophie der Restnephrone. Die frischen Erythrozyten sind runde bikonkave Scheibchen von grünlich-gelber Farbe; Leukozyten dagegen erscheinen als runde farblose Zellen (Sarre).

ad D) Beweisend für eine Pyelonephritis sind Leukozytenzylinder, die im Nativpräparat häufig nur schwierig zu sehen sind (Hornbostel).

ad E) Papillenenkrosen werden mit Hilfe der histol. Aufarbeitung der ausgeschiedenen Papille und anhand der Urographie (und evtl. Abdomenübersicht bei Verkalkungen) diagnostiziert. Sieg. Abb. 25.14.

9 A – *Abb. 9* Eine Kammerfrequenz von 240/min infolge schneller Überleitung bei supraventrikulärer Tachykardie ist nicht in der Lage, einen funktionierenden Blutkreislauf aufrechtzuerhalten. Infolge des Schocks kam es bei der Patientin zum akuten Nierenversagen (somit prärenaler Ursache). Jeder Schock (hier: kardiogener Schock) kann zur DIG mit Mikrothrombenbildung führen. Sieg. Abb. 3.49.
ad B) Die Entstehung der Nekrosen in zeitl. Zusammenhang mit dem wohl mehrstündigen starken RR-Abfall mit konsekutiver Kreislaufzentralisation läßt die diabetische Mikroangiopathie als Hauptursache ausscheiden. Nicht auszuschließen ist, daß die diabet. Mikroangiopathie (Arteriolosklerose) zusätzlich zum Schockgeschehen die Nekrosenentstehung begünstigte. Typische Lokalisation ist jedoch der Fuß. Sieg. Abb. 28.16.
ad C) Der digitale Verschluß kommt überwiegend bei entzündlichen Erkrankungen, Diabetes mellitus und Thrombozytose vor (Groß).
ad E) Die Thrombangitis obliterans (Winiwarter-Bürger) tritt zumeist bei jüngeren, rauchenden Männern auf: die Lokalisation ist typisch.

10 D – *Abb. 10* Die Abbildung zeigt eine bläulich verfärbte, thrombosierte äußere Hämorrhoide. Die perianale Thrombose verursacht starke Schmerzen, die besonders das Sitzen erschweren. Ursache ist das Platzen einer Analvene mit nachfolgender Einblutung in einen bisher schlaffen äußeren Hämorrhoidalknoten infolge plötzlicher Druckerhöhung z.B. während des Pressens (Saegesser). Therapeutisch erfolgen Spaltung und Thrombusausräumung in Lokalanästhesie. Als Nebenbefund sind Marisken festzustellen (= hypertrophe Analfalten).
Vgl. Otto, Ewe.

11 D – *Abb. 11* Die Notendoskopie zeigt eine frische, rundliche Ulzeration der Magenschleimhaut, die nur nach reichlichem Spülen und Absaugen so gut darstellbar ist. Groß: Die Notfallendoskopie setzt einen erfahrenen Endoskopiker voraus! Die Kontrastmitteluntersuchung des Magens bei frischer Blutung ist unzuverlässig! Es kam zu einer Blutung aus einem arrodierten Gefäß, wobei das erbrochene Blut (Hämatemesis) infolge Salzsäurekontaktes kaffeesatzartiges Aussehen aufwies; in den nächsten Tagen ist aus demselben Grund eine Meläna zu erwarten. Der Kollaps spricht nicht unbedingt für einen blutungsbedingten RR-Abfall, sondern kann eine vasovagale Reaktion beim Anblick des Erbrochenen sein; für diese Annahme spricht die RR-Stabilisierung in der Klinik. Da es jedoch jederzeit zu einer erneuten Blutung kommen kann, ist der Patient unbedingt zu überwachen (RR, Puls, Hb); die

Abnahme von Kreuzblut zur Bereitstellung von Blutkonserven und Schaffung eines venösen Zuganges sind dringliche Vorsichtsmaßnahmen. Sinnvoll ist zudem die Einlage einer Magensonde mit kontinuierlicher Mageninhaltaspiration.
ad B) Die Sengstaken-Blakemore-Sonde (Ösophagus- und Magenballon) kommt bei Verdacht auf eine Varizenblutung zur Anwendung; diese konnte jedoch wahrscheinlich durch das Vorführen des Gastroskopes durch den Ösophagus ausgeschlossen werden. Bei Ösophagusvarizenblutung finden sich übrigens gar nicht selten zusätzlich gastroduodenale Ulzerationen mit Gefäßarrosionen (man gebe sich also nicht mit einer Blutungsquelle sofort zufrieden!).
ad C) Die sofortige Op ist bei freier Perforation indiziert.
ad E) Bei weiter bestehender Blutung hätte eine konserv. Therapie mit Sekretin, Somatostatin, Eiswasserspülungen und Anticholinergika begonnen werden können (Reifferscheid).
Vgl. Koller S. 170, Schuster S. 165. Sieg. Abb. 20.20–23.

12 B – Der Knochenmarkausstrich zeigt ein Plasmazellnest; auffallend sind
Abb. 12 starke Zytoplasmabasophilie, Anisozytose, Protoplasmaauftreibungen und Synzytiumbildung (unterer Bildrand). Neigung zur Doppelkernigkeit besteht schon unter normalen Verhältnissen (Wendt). Aufgrund einer Verdrängung des normalen Knochenmarks ist es zu einer mäßiggradigen Anämie gekommen; die rezidivierenden Pneumonien sind im Rahmen eines AK-Mangel-Syndroms zu deuten. Das erhöhte Serumcalcium, oft sogar bei 8–10 mval/l ist typisch (Grund ist z.T. die Serumproteinzunahme). Hochgradige BSG-Beschleunigung und typ. Elektrophorese (M-Gradient) wären zusätzliche Hinweise auf einen M. Kahler.
Vgl. Sieg. Abb. 4.20.
6,4 mval/l (4,3–5, 5 mval/l) = Hypercalcämie: also Tumor-Hypercalcämie, dabei ist Parathomon nie erhöht. **Dogma:** durch paraneoplastische PTH-Erhöhung entsteht keine Hypercalcämie, diese entsteht durch andere Faktoren: Prostaglandine (gib Aspirin) und OAF (= (Osteoklasten-aktivierender Faktor). Guter käuflicher PTH-RIA: Fa Henning **mitt**regionales PTH. Ultraschall der Nebenschilddrüse!

13 B – Die Hautveränderungen beim LED treten vor allem an lichtexpo-
Abb. 13 nierten Stellen auf, also im Gesicht, an den Händen und im Bereich des Kassendreieckes. Nach Klostermann sind beim Lupus erythematodes disseminatus (LED) neben dem typischen, oft schmetterlingsförmigen Gesichtsbefall die distalen Extremitäten in besonderer Weise befallen. Charakteristisch sind Atrophie und Keratose der Exantheme. Die Erytheme weisen eine ziegelrote bis bläulich-rote Färbung auf. Andere

Teile des Integuments zeigen evtl. einen Ausschlag vom Typ eines unregelmäßig gefleckten Arzneimittelexanthems, wobei das Kolorit typisch sein soll. Die in der Frage geschilderten Befunde, wie Arthralgien, große Proteinurie (aufgrund einer Immunkomplexnephritis) und vermehrter Haarausfall sind häufig anzutreffen. An Laborbefunden sind Anti-DNS-AK, das sog. LE-Zell-Phänomen (neutrophile Granulozyten mit aus AK, Komplement und DNS zerstörter Zellkerne bestehender Einschlußmasse, Hegglin), Leukopenie, Anämie, Thrombozytopenie und eine BSG-Beschleunigung typisch.
Möglicherweise liegt auch eine Kälteagglutininkrankheit bei LED vor, Sieg. Abb. 4.8.

14 C – Dem Symptom „blutende Mamma" liegt nur in 10–20% d.F. ein
Abb. 14 + 15 Mamma-Ca zugrunde. Viel häufiger wird dieses Symptom durch ein Milchgangspapillom (evtl. Paillomatose) hervorgerufen, welches aber selbst in etwa 10% d. F. entartet (Heberer). Wichtig sind also zytolog. Sekretuntersuchung und Galaktographie (sehr schmerzhafte Untersuchung des Milchgangsystems). Bei Vergleich der hier wiedergegebenen Abbildung mit Darstellungen im „Lehrbuch der Röntgendiagnostik" (insgesammt ca. 7000 Seiten Röntgenbilder) meine ich doch mehrere intraduktale Aussparungen erkennen zu können. Bei kompletter Duktusobturation käme es zur halbbogig begrenzten Milchgangsamputation (Schinz). Bei Betrachtung der Abb. 14 fällt mir mit Ausnahme der kleinen Blutkruste auf der Mamillenspitze nichts besonderes – vor allem keine Retraktionsphänomene – auf. Vielleicht war die Frau schon einmal schwanger – kleine Striae v.a. im unteren Brustbereich könnten ein Hinweis sein.
ad B) Beim Cystosarkoma phylloides handelt es sich um ein Riesenfibroadenom der Mamma.

15 C – Ubi pus evacua!
Abb. 16 Es handelt sich wahrscheinlich um ein Kniegelenksempyem; von außen sind die typ. Entzündungszeichen wie Rubor und Tumor zu erkennen, der Patient gibt Schmerzen an, die Laboruntersuchung und Temperaturmessung geben zusätzliche Hinweise. Nach chirurgischer Revision – Eröffnung, Eiterentfernung und Einlegen einer Drainage – sind Ruhigstellung (durch Steinmannägel mit Fixateur externe, Saegesser) und Antibiotikagabe lokal und evtl. systemisch (nach Abstricherregertestung) indiziert. Das chirurg. Eingreifen ist dringlich, da es ansonsten zur irreversiblen Kniegelenkschädigung mit Versteifung kommt; zudem Sepsisgefahr! Häufige Spätfolgen sind Behinderung der Kniegelenkbeweglichkeit infolge Kapselschrumpfung.

16 C – Der Blutausstrich zeigt typische Lympho-Monozyten als Ausdruck
Abb. 17 lymphatischer Reizformen bei der infektiösen Mononukleose. Die schollige Chromatinstruktur der Kerne ist etwas aufgelockert, das Protoplasma ist weitläufig (Wendt). Erreger des Pfeiffer-Drüsenfiebers ist das Epstein-Barr-Virus. Es kommt „vor allem bei 22-jährigen Studentinnen" (kissing disease) zu katarrhalischen Erscheinungen, länger anhaltendem Fieber und Lymphknotenschwellungen. Die Tonsillitis kann neben Rötung und Schwellung auch mit Ulzerationen und Belägen einhergehen. Typisch ist das petechiale Enanthem am harten Gaumen (Groß). Oft findet man eine Splenomegalie (cave Ruptur), aber auch eine Hepatitis oder Myokarditis. Der Blutausstrich zeigt eine Leukozytose, wobei die mononukleären Zellen und Lymphozytenreizformen überwiegen. Weitere Diagnostik: Paul-Bunnell-Reaktion (2.–3. Wochen). Therapie: symptomatisch (kein Ampicillin!).

17 A – Welch glücklicher Zufall, daß der verwurmte Chemielaborant gleich
Abb. 18 einen Erlenmayerkolben neben der Toilette stehen hatte. Es gelang ihm, einen Spulwurm aufzufangen! Der Ascaris lumbricoides ist laut Hallmann einer der am meisten verbreiteten Darmwürmer; 800 Millionen Menschen leiden unter Spulwurmbefall (Groß). In der Form ähneln sie Regenwürmern, die Farbe ist rötlich; es dürfte sich um einen weiblichen Wurm handeln, da dieser bis 40 cm lang wird. Die Infektion erfolgt durch Verschlucken der Eier (z.B. nach Verzehr von mit menschlichen Fäkalien gedüngtem Gemüse). Der menschliche Körper kann per anno, aber auch durch Erbrechen oder durch die Nasenlöcher, verlassen werden. Die Symptomatik (nur bei 50% der Wurmträger) ist meist uncharakteristisch; es bestehen Übelkeit und Leibschmerzen. Gelegentlich kommt es bei starkem Befall zum Askarideileus. Während der Lungenpassage der Larve kommt es zum flüchtigen eosinophilen Inflitrat. Der Askaridennachweis gelingt meist über die Eier im Stuhl, nur selten kommt ein wie hier abgebildetes Prachtexemplar zum Diagnostiker. Therapeutisch kommen Thiabendazol oder Mebendazol (Vermox®) infrage.
ad C) Niclosamid ist nur bei Bandwurmbefall, jedoch nicht bei Fadenwurmbefall (Askaris) wirksam! Bei Bandwurmbefall – vor allem Rinderbandwurminfektion (T. saginata) – ist der Proglottidenabgang typisch. Diese Einzelglieder sind nur 15 x 5 mm groß, von weißlicher Farbe und zeigen Eigenbewegung. Die Überprüfung abgegangener Bandwürmer (Länge 5–10 cm) auf Vorhandensein des Scolex ist wichtig, da der Wurm innerhalb weniger Wochen nachwächst, wenn der Kopf nicht mit abgegangen ist. Dieser Scolex hat nur einen Durchmesser von 1–2 mm, d.h. Lupenfahndung ist angezeigt!
Vgl. Sieg. 23.31 Abb. 23.22 und S. 16.24, Wiesmann S. 444 Abb. 72!

18 E – Das Belastungs-EKG zeigt in den präkordialen Ableitungen eine *Abb. 19* (vor allem in V_5) deszendierende ST-Senkung von mehr als 0,2 mV; auch ohne diesen gravierenden EKG-Befund hätte die Ergometrie bei Angabe von retrosternalen Schmerzen abgebrochen werden müssen. Weitere Abbruchkriterien sind das Auftreten von multiplen Extrasystolen (wegen der Gefahr des Kammerflimmerns sollte bei jedem Ergo-EKG ein Defibrillator stehen!), RR-Erhöhung systolisch über 250, diastolisch über 120 mmHg, Bradykardie, extremer Pulsanstieg, RR-Abfall und Erschöpfung des Patienten. Die Tatsache, daß die Koronarreserve schon bei der geringen Belastung von 50 Watt (entspricht flottem Spaziergang) überanspruchst ist, läßt den Rückschluß auf eine schwere Koronarinsuffizienz zu; es besteht Verdacht auf eine Dreigefäßerkrankung! Bei einem gesunden untrainierten Mann ist eine Belastung von 2 Watt/kgKG ausreichend (Börger). Falsch positive Befunde werden am häufigsten durch Digitalis, Diuretika mit konsekutiver Hypokaliämie und trizyklische Amine verursacht. Sie sollten vor einem Belastungsversuch abgesetzt werden (Hegglin); Digoxin 2 Wochen, Digitoxin 3 Wochen vor der Ergometrie!
Sieg. 10.2, 12.2 C.S. So, S. 138 ff.

19 B – Das EKG zeigt in den Ableitungen I, aVL und präkordial eine Per- *Abb. 20* sistenz der ST-Elevation mit negativem T nach Vorderwandinfarkt (R-Verlust!). Es handelt sich also um einen Infarktstadium I-II-Befund, dessen Persistenz über mehr als 4 Wochen nach dem Infarktereignis auf ein Ventrikelaneurysma verdächtig ist. Die zunehmende Herzvergrößerung kann zwar auch Folge einer progredierten Myokardinsuffizienz sein, ist aber bei diesem EKG (evtl. in Kombination mit einem Kymographiebefund) für eine Aneurysmabildung typisch. Nach Aneurysmaresektion können sich die EKG-Veränderungen wieder zurückbilden.
ad A) Die akute Perikarditis ist durch eine konkavbogige ST-Elevation gekennzeichnet. Die Perikarditis epistenocardiaca tritt in den ersten Tagen nach der Infarzierung auf! Im EKG sind zu dieser Zeit noch die Infarktzeichen dominant (Groß).
Sieg 10.19 u. Abb. 10.18 u. 19, sowie 13.11 So S. 118, 139

20 B – Dies ist oft eine der schwersten Diff. Diagnosen. Die Diagnose ist *Abb. 21* oft nur ex juvantibus zu erzwingen.
Sieg. 4.28: Panzytopenie bei Miliar-Tbc
6.8: Cholostase bei Miliar-Tbc
Tab. 6.3: DD Fieber u. Milztumor (bei subacutem Verlauf der Miliar-Tbc zu finden)
6.25: mit Abb. 6.10–6.12:
Erythema nodosum, Rö-Bild!

6.25: Klinik
6.46: Tbc-Meningitis (Abducens-parese!)
16.3: ff mit Abb. 16.7: Rö-Thorax

Es liegt hier eine **akute** Miliar-Tbc (Landouzy-Sepsis) vor. Sputum-Kultur meist negativ! Leberbiopsie, Knochenmarkpunktion. Besonders die **Ober**lappen sind befallen (Unterlappen bei Lungenkarzinose) Tuberkulinprobe meist negativ!
Die Patientin ist sehr schwer erkrankt und zeigt die für eine Miliartuberkulose typischen Befunde. Das Röntgenbild (vergl. Thurn Abb. 261) zeigt vergrößerte Hiluslymphknoten und über fast die ganze Lunge verteilte miliare Fleckschatten (DD: M. Boeck, Pneumokoniosen, Hämosiderose). Das typische Röntgenbild zeigt sich oft erst nach 10–14 Tagen (Gross). Bei der akuten Miliartuberkulose ist das Allgemeinbefinden deutlich reduziert, hohes intermittierendes Fieber, trockener Husten und zunehmende Dyspnoe sind typisch (Hegglin). Im Blut findet man oft normale Leukozytenzahlen bei beschleunigter BSG. Die extrapulmonale Manifestation ist häufig (Leber, Milz, Meningen). Nur die spezifische Behandlung in hoher Dosierung und Kombination mit Steroiden kann bei einer Miliartuberkulose vor dem Exitus letalis bewahren.

21 D – *Abb. 22* Mykoplasmen gehören zu den häufigsten Erregern der sog. atypischen Pneumonie. M. pneumoniae ist der bisher einzige Keim der Mykoplasmengruppe, dessen Pathogenität für den Menschen bewiesen ist. Es kommt zur interstitiellen Pneumonie mit entzündlichem Exsudat im Lumen der befallenen Bronchien und Bronchiolen. Neben der Pneumonie werden auch alle Schweregrade respir. Infekte bis hin zu inapparenten Infektionen beobachtet. Ausschließliches Reservoir ist der Mensch, die Übertragung erfolgt durch Tröpfeninfektion (Otte). Nachweis: Rachenabstrich und Anzüchtung auf Agar. Das Therapeutikum der Wahl bei Mykoplasmen, Rickettsien und Bedsonien ist Doxyzyklin (z.B. Vibramycin®).
Das hier abgebildete Rö-Bild zeigt links eine flächenhafte Verschattung (DD: Bronchuskarzinom!) im Hilusbereich, das Infiltrat erscheint nicht lappen- oder segmentbegrenzt zu sein (wo ist die 2. Ebene?). Die fehlende Leukozytose und der geringe Auskultationsbefund sind typisch.
ad A) Ich glaube nicht, daß der abwehrgeschwächte Großstädter im Wald auf der Suche nach Candida albicans oder Aspergillus war!
ad B) Der M. Boeck zeigt im Rö-Thorax (Stadium I) charakteristischerweise polyzyklische Hilusvergrößerungen (Lymphknoten).
Sieg. 16.15 f, 6.27 f, 6.8.

22 E – Die Patientin litt vor 4 Wochen an einem Löfgren-Syndrom, d.h. an
Abb. 23 einem akuten M. Boeck. Dieser ist gekennzeichnet durch: – Fieberhafte Gelenkbeschwerden, – Erythema nodosum, – Rö: polyzyklische Hilusschwellung. Die Rö-Aufnahme zeigt sehr schön die beidseitigen knolligen Hilusveränderungen, deren Ursache vergrößerte Lymphknoten sind. Die symmetrischen streifig-fleckigen Verdichtungen in beiden Lungenhälften lassen auf einen M. Boeck im Stadium II schließen, wobei die Mittelfelder bevorzugt sind: wichtig ist der Ausschluß einer Lungentuberkulose! Die Tuberkulinreaktion beim M. Boeck ist meist negativ: hier ist ein positiver Ausfall nach BCG-Impfung zu Studienbeginn wahrscheinlich. Typisch ist die Diskrepanz zwischen der klinischen Symtomatik („Sie fühlt sich jetzt wieder völlig gesund") und dem doch massiven Röntgenbefund, sodaß die Dunkelziffer erheblich ist. Eine wichtige weiterführende Untersuchung wäre neben einer Biopsie (Epitheloidzellgranulome ohne zentrale Verkäsung) auch der Nickerson-Kveim-Test.

Der Nickersen-Kveim-Test wird heute in Deutschland nicht mehr durchgeführt. Ein ACE-Test (Sieg. 17.9.) und eine Gallium-Szintigraphie (Sieg. 17.10) ist sinnvoll und für die Verlaufskontrolle wichtig. Ebenso Diffentialzytologie der Bronchialflüssigkeit der Bronchoalveolären Lavage (BAL).

Sieg. 17.3 ff, Tab. 17.1 Abb. 17.3–4.

23 D – Vgl. Sieg. 24.4 f mit Abb. 24.5, u. S. 20.25
Abb. 24 Das Röntgenbild ist typisch für die Achalasie; man sieht einen Megaösophagus mit glatter Wandkonturierung (also keine Ösophagusvarizen in der Prallfüllung erkennbar), der in Kardiahöhe konisch zuläuft; es liegt also die charakteristische Rotweinglasform vor! Ursächlich handelt es sich um eine Koordinationsstörung und Innervationsstörung des Plexus myentericus im Ösophagus/Kardia-Bereich, wodurch der Öffnungsreflex ausbleibt (Herold).

Die geschilderte Dysphagie tritt oft bei psych. Anspannung auf, retrosternales Völlegefühl und krampfartiger Schmerz sind wichtige Symptome. Typisch sind Gewichtsabnahme ohne Leistungsknick, Erbrechen fester Speisen, während Flüssigkeiten den Engpaß passieren (das Erbrochene reagiert alkalisch!)

Nachts kommt es häufig zum Überlaufen der stagnierenden Speisereste (siehe Kopfkissen). Zur Therapie: Meist ist die Dehnungsbehandlung mit dem Starck-Dilatator erfolgreich; evtl. Kardiomyotomie nach Heller-Gottstein mit zusätzlicher Fundoplicatio nach Nissen.

24 B – Die Oberbauchsonographie zeigt im Längsschnitt am Leberunter-
Abb. 25 rand einen reflexlosen (dunklen) Bezirk; es handelt sich hierbei um die

mit Galle angefüllte Gallenblase. Deutlich ist eine stark reflektierende Struktur auszumachen, hinter der sich eine bis zum Unterrand der Abbildung reichende Schallabschwächung zeigt. Es handelt sich um einen typischen Gallensteinbefund; die Leber selbst ist in diesem Ausschnitt nur schwer zu beurteilen. Das Leberparenchym zeigt keine besonderen Strukturanfälligkeiten, links von der Gallenblase sind Anschnitte (quer und längs) des Venensystems zu erkennen. Die Beschwerden der adipösen Frau sind typische Gallensteinbeschwerden; es kommt zu Unverträglichkeit von fetten und gebratenen Speisen, Übelkeit, Völlegefühl und verstärkten Blähungen Maldigestion!).

25 C – ad A) Ein präsakrales Teratom kann wohl niemand hier erkennen.
Abb. 26 ad B) Das idiopathische Megakolon zeigt typischerweise Stuhlverhaltung mit mächtiger Enddarmauftreibung bis an den After, wobei der Allgemeinzustand i.Gs. zum M. Hirschsprung wenig gestört ist. Die Symptome beginnen in der Regel erst beim Kleinkind. Ursächlich kommen schmerzhafte Afterrhagaden, Kryptitis, Proktitis aber auch psychogene Störungen in Betracht.
ad C) Das Megakolon congenitum ist Folge eines angeborenen Ganglienzellmangels im Plexus myentericus. Vor dem enggestellten Kolonabschnitt kommt es zur Erweiterung auf ein Vielfaches des normalen Lumens (Keller). Beim Neugeborenen kommt es zu Mekoniumverhaltung und Erbrechen. Typisch ist die Lokalisation: rekto-sigmoidaler Übergang!
ad D) Dolichokolon = Langkolon (dolichos, gr. = lang)
ad E) Bei angeborener oder entzündlicher Stenose im Rektum (symptomatisches Megakolon) kann ein Kolon congenitum imitiert werden (Keller).

26 B – Vgl. Sieg. 20.51, Abb. 20.53.
Abb. 27 Die Abdomenübersichtsaufnahme läßt deutlich multiple kleine Kalkherde im Gesamtbereich des Pankreas erkennen. Die bandartige Zone der kleinen Kalkschatten reicht von rechts unten um den LWK 1 nach links oben. In 60% d.F. werden bei einer chron. Pankreatitis Verkalkungen röntgenologsich nachweisbar. Die Konkremente sind sowohl dem Parenchym als auch dem Gangsystem zuzuordnen. Die chron. rez. Pankreatitis ist in 66% d.F. durch Alkoholabusus bedingt; Es kommt zum rezidivierenden gürtelförmigen, nichtkolikartigen Schmerz, der von Nahrungsintoleranz begleitet ist. Da die Pankreasexkretionsfunktion vermindert ist, kommt es zu Steatorrhoe (stinkende Fettstühle) und Verminderung der Proteinresorption im Rahmen der Maldigestion. Die Aufnahme der fettlöslichen Vitamine (A, D, E, K) ist verringert; im Spätstadium sind die Schmerzen oft weniger stark (ausge-

branntes Pankreas), es kann bei verminderter Inkretionsfunktion zum Diabetes mellitus kommen.
ad D) Gallensteine finden sich für gewöhnlich nur im rechten und nicht auch im linken Oberbauch.

27 D – Die Röntgenaufnahme läßt eine pertrochantere Schenkelhalsfraktur mit Trochanterabsprengung erkennen (Trochanter minor). Die Therapie der Wahl dieses mit typ. Symptomen geschilderten Krankheitsbildes (Alter, Außenrotation, Beinverkürzung) besteht in der sofort belastungsstabilen Osteosynthese mittels Ender-Nägeln. Diese werden am medialen Femurepikondylus eingeschlagen; das Operationsrisiko ist relativ gering, die wichtige Mobilistion der meist alten Menschen kann unverzüglich aufgenommen werden. Ein anderes Behandlungsverfahren ist die Winkelplatte, deren Vollbelastung jedoch erst nach knöcherner Konsolidierung nach 8–12 Wochen möglich ist (Reifferscheid).
Abb. 28
ad B) Die Totalendoprothese des Hüftgelenkes ist die Therapie der Wahl bei der medialen (intrakapsulären) Schenkelhalsfraktur älterer Patienten (vor allem bei ungünstigem Pauwels-Typ).

28 C – Die ventrikuläre Tachykardie gehört neben bradykarden Herzrhythmusstörungen zu den häufigsten Rhythmuskomplikationen nach Myokardinfarkt. 80% der Menschen, die beim Infarkt an „Herzstillstand" versterben, erliegen dem Kammerflimmern. Das EKG zeigt einen bei VES typischerweise deformierten und verbreiterten Kammerkomplex; die mit normaler Frequenz auftretenden P-Zacken gehen in den QRS-Komplexen unter (Hegglin). Die ventrikuläre Tachykardie nach Myokardinfarkt ist Ausdruck einer Septumbeteiligung. Die Prognose ist ernst; da es im Gegensatz zur supraventrikulären Tachykardie zu keiner Schutzblockierung kommen kann, ist der Übergang in ein Kammerflimmern mit hyperdynamem Herzstillstand und Exitus letalis jederzeit möglich!
Abb. 29

Klinische Fallbeschreibungen IV

1 Bei den Einschlüssen in den Erythrozyten (siehe Abbildung Nr. 1 der Bildbeilage) handelt es sich um

(A) Jolly-Körperchen
(B) Malariaplasmodien
(C) Heinzsche Innenkörper
(D) Cabotsche Ringe
(E) Leishmanien

2 Ein 17jähriger Malerlehrling kommt wegen Fieber bis 39 °C und starken Halsschmerzen in Ihre Sprechstunde. Die Inspektion des Rachens zeigt eine deutliche Rötung bei Zustand nach Tonsillektomie. Mehrere vergrößerte, leicht schmerzhafte Lymphknoten sind am Hals bds. zu palpieren, im Blutausstrich fallen bei einer Leukozytenzahl von 14 x 10^9/l (14 000/mm^3) die abgebildeten Zellen auf (siehe Abbildung Nr. 2 der Bildbeilage). - Welches Vorgehen ist **kontraindiziert?**

(A) Überweisung zum Hämatologen zur raschen Abklärung der Diagnose.
(B) Krankschreibung, keine Therapie, Befundkontrolle nach 1 Woche.
(C) Gabe von Amoxicillin (Amoxypen®) oder Ampicillin (Binotal®) und Befundkontrolle in 1 Woche.
(D) Krankschreibung, Gabe von Doxycyclin (Vibramycin®), Befundkontrolle in 1 Woche.
(E) Gabe von Acetylsalicylsäure, Befundkontrolle in 4 Tagen.

3 Der schwerhörige 69jährige Patient (siehe Abbildung Nr. 3 und 4 der Bildbeilage) klagt seit Jahren über Kopfschmerzen und über „rheumatische" Beschwerden. Ihm ist auch aufgefallen, daß seine Hutgröße zugenommen hat. - Die wahrscheinlichste Diagnose ist:

(A) Osteodystrophia deformans (M. Paget)
(B) Osteodystrophia fibrosa generalisata (M. Recklinghausen)
(C) Osteopetrosis (M. Albers-Schönberg)
(D) Osteomalazie
(E) Akromegalie

4 Welche Diagnose ist aufgrund der gezeigten Veränderungen (siehe Abbildung Nr. 5 der Bildbeilage) am wahrscheinlichsten?

(A) chronische Polyarthritis (rheumatoide Arthritis)
(B) Gicht
(C) Chondrocalcinose
(D) Sklerodermie
(E) Polyarthrose

1B 2C 3A 4A

5 Eine 35jährige Patientin hat seit 3 Tagen Temperaturen bis 40 °C und zunehmend schmerzhafte, asymmetrische Schwellungen der Sprung-, Knie-, Hand- und Ellenbogengelenke. BSG 65/105 mm, Leukozyten 14 x 10^9/l (14 000/mm^3) mit Linksverschiebung. Hb 140 g/l, AST 300 E/ml. Bei der Untersuchung fallen die subjektiv schmerzhaften Veränderungen an den Unterschenkeln (siehe Abbildung Nr. 6 der Bildbeilage) und Unterarm auf. – Welche der folgenden Erkrankungen ist am wahrscheinlichsten?

(A) Schub einer chronischen Polyarthritis (rheumatoide Arthritis)
(B) akute Gicht mit kutanen Tophi
(C) akute Sarkoidose
(D) akute Thrombophlebitis
(E) Lupus erythematodes

6 Ein 26jähriger Patient berichtet über Abgänge von Blut und Schleim seit einem Jahr in welchselnder Stärke und Häufigkeit. Der Stuhl ist dabei geformt. Seit einer Woche hat die Blut- und Schleimmenge erheblich zugenommen, die Stuhlkonsistenz ist jedoch normal geblieben. Der Rektoskopiebefund ist abgebildet (siehe Abbildung Nr. 7 der Bildbeilage). – Es handelt sich am ehesten um eine

(A) Ruhr
(B) Dickdarmtuberkulose
(C) Colitis ulcerosa
(D) Candidamykose
(E) rektale Lues

7 Ein 58jähriger Patient kommt wegen Appetitlosigkeit und Druckgefühl im Oberbauch zu Ihnen. Sie stellen eine hypochrome Anämie fest, der Haemoccult®-Test ist negativ. Bei der Gastroskopie wird der abgebildete Befund (siehe Abbildung Nr. 8 der Bildbeilage) erhoben. – Welche Therapie ist indiziert?

(A) vierwöchige Behandlung mit Ranitidin (Sostril®)
(B) Magenoperation
(C) endoskopische Abtragung mit Hochfrequenzdiathermieschlinge
(D) antimykotische Behandlung mit Nystatin (Moronal®)
(E) Telekobaltbestrahlung

5C 6C 7B

8 Ein Patient kommt beunruhigt zum Arzt mit einem Gefäß, das ein Gebilde enthält (siehe Abbildung Nr. 9 der Bildbeilage), welches beim letzten Stuhlgang mitabgegangen ist. Er berichtet, kleinere Teile davon schon früher ausgeschieden zu haben, aber nie so ausgeprägt. Er leidet seit einigen Monaten an Appetitlosigkeit und einem unbestimmten Druckgefühl im Leib. - Welche Diagnose ist am wahrscheinlichsten?

(A) irritables Kolon („Colica mucosa")
(B) pseudomembranöse Kolitis
(C) Taeniasis
(D) Enteritis regionalis (M. Crohn)
(E) intestinale Mykose

9 Eine 64jährige Frau klagt seit einiger Zeit über Bewegungsschmerzen im Knie. Der Befund (siehe Abbildung Nr. 10 der Bildbeilage) imponiert palpatorisch als ein praller, wenig verschieblicher Tumor, der nicht mit der darüber liegenden Haut verwachsen ist. Im Röntgenbild Arthrose beider Kniegelenke. - Welche Diagnose ist am wahrscheinlichsten?

(A) Bursitis
(B) Thrombophlebitis
(C) Poplitealzyste (Baker-Zyste)
(D) Gonitis tuberculosa
(E) Pannikulose der Kniekehle

10 Sie betreuen seit mehreren Jahren eine 51jährige Diabetikerin. Im Laufe der vergangenen Monate konnten Sie einen völligen Rückgang der bisherigen Glucosurie feststellen. Die Patientin wird morgens mit 24 E und abends mit 12 E Depot-Insulin beandelt. Die Blutzuckerwerte liegen postprandial zwischen 8,3 und 13,9 mmol/l (150–250 mg%), Serumkreatinin 212 µmol/l (2,4 mg%). Die Achillessehnenreflexe sind nicht auslösbar, Blutdruck 160/110 mmHg. Geringe Erythrozyturie, Proteinurie von 4,5 g/d, Glucose und Aceton im Urin negativ. Die Abbildung (siehe Abbildung Nr. 11 der Bildbeilage) zeigt den Augenhintergrundsbefund. - Welche Aussage zu dieser Patientin ist richtig?

(A) Das tubuläre Transportmaximum für Glucose (Tm_G) ist erniedrigt.
(B) Bei der Patientin ist mit einer Glomerulosklerose (Kimmelstiel-Wilson) zu rechnen.
(C) Die Nierenfunktionseinschränkung ist für die Prognose der Patientin von untergeordneter Bedeutung.

8 C 9 C 10 B

(D) Im Zusammenhang mit den Augenhintergrundsveränderungen weist die Mikrohämaturie auf eine Blutgerinnungsstörung hin.
(E) Im Augenhintergrund sind als Folge einer renalen Hypertonie sog. cotton wool-Herde zu sehen.

11 Der 21jährige Patient (siehe Abbildung Nr. 12 der Bildbeilage) ist bis zum 17. Lebensjahr gewachsen. Er rasiert sich zweimal in der Woche. – Welcher zusätzliche pathologische Befund ist zu erwarten?

(A) Geschlechtschromatin positiv
(B) Testosteronspiegel erhöht
(C) offene Epiphysenfugen im Röntgenbild
(D) Gonadotropinspiegel erniedrigt
(E) Karyogramm 47 XYY

12 Ein 58jähriger Mann klagt seit etwa 4 Jahren über schmerzhafte derbe Schwellungen der Fingerendgelenke und Fingermittelgelenke (siehe Abbildung Nr. 13 der Bildbeilage). – Welche Laborbefundkonstellation paßt am besten zum Krankheitsbild dieses Patienten?

(A) BSG 52/92 mm, Rheumafaktor positiv, Harnsäure 350 µmol/l = 59 mg/l (5,9 mg %)
(B) BSG 2/4 mm, Rheumafaktor negativ, Harnsäure 589 µmol/l = 99 mg/l (9,9 mg %)
(C) BSG 10/22 mm, Rheumafaktor negativ, Harnsäure 350 µmol/l = 59 mg/l (5,9 mg %)
(D) BSG 102/120 mm, Rheumafaktor negativ, Harnsäure 291 µmol/l = 49 mg/l (4,9 mg %)
(E) Keine dieser Befundkonstellationen paßt zum Krankheitsbild.

13 Eine 22jährige Patientin suchte wegen Gewichtszunahme und Muskelschwäche einen Arzt auf. – Welche der anamnestischen Angaben dieser Patientin passen zu der Vermutungsdiagnose (siehe Abbildung Nr. 14 der Bildbeilage)?

(1) sekundäre Amenorrhoe seit etwa 1 Jahr
(2) neu aufgetretene Gesichtsakne
(3) ausgeprägte orthostatische Beschwerden (Blutdruck im Stehen 90/60 mmHg, Herzfrequenz 108/min)
(4) depressive Verstimmung
(5) ausgedehnte Hämatome nach kleinen Traumen

(A) nur 1 und 2 sind richtig
(B) nur 4 und 5 sind richtig
(C) nur 2, 3 und 5 sind richtig
(D) nur 2, 4 und 5 sind richtig
(E) nur 1, 2, 4 und 5 sind richtig

10 B 11 A 12 C 13 E

14 Welche der genannten Diagnosen trifft für den dargestellten Röntgenbefund (siehe Abbildung Nr. 15 und 16 der Bildbeilage) auf **keinen** Fall zu?

(A) Mittellappensyndrom
(B) Schwarte im kleinen Lappenspalt
(C) Unterlappenpneumonie
(D) zentral stenosierender Tumor
(E) Lungentuberkulose

15 Ein 40jähriger Diplomingenieur, bei dem seit 2 Jahren eine Herzerkrankung bekannt ist, hat seit 1 Woche Belastungsdyspnoe, seit 2 Tagen Ruhedyspnoe, Oppressionsgefühl präkordial und pektanginöse Beschwerden. Befund: Puls 120/min unregelmäßig, RR 90/60 mmHg, normale Körpertemperatur. Leukozyten 6,5 x 10^9/l (6 500/mm^3), Differentialblutbild unauffällig, Hb 140 g/l, Erythrozyten 4,5 x 10^{12}/l (4,5 Mill./mm^3).
Klinisch Herz linksverbreitert, Spitzenstoß außerhalb der Medioklavikularlinie, systolisches Geräusch über Herzspitze und -basis. Pulsdefizit ca. 40 Schläge/min. EKG als Abbildung (siehe Abbildung Nr. 17 der Bildbeilage). – Welche der genannten Diagnosen ist am wahrscheinlichsten?

(A) Myokarditis
(B) Mitralstenose
(C) Aortenaneurysma
(D) Myokardinfarkt
(E) Mitralinsuffizienz

16 Ein 60jähriger Dachdecker hatte Thoraxschmerzen, die sich in zwei Jahren langsam entwickelten, einen immer wieder nachlaufenden hämorrhagischen linksseitigen Pleuraerguß, zunehmende Schrumpfung der linken Thoraxhälfte und schleichenden Gewichtsverlust. Er bot den beiliegenden Röntgenbefund (siehe Abbildung Nr. 18 der Bildbeilage). Sein Hausarzt wollte eine Meldung wegen Verdachts auf eine Berufskrankheit machen. – Welche Diagnose ist am wahrscheinlichsten?

(A) tuberkulöse Pleuritis
(B) Pleuramesotheliom
(C) Pancoast-Tumor
(D) Ornithose
(E) Pleuraempyem

17 Das EKG (siehe Abbildung Nr. 19 der Bildbeilage) zeigt

(1) Vorhofflimmern
(2) ventrikuläre Extrasystolen
(3) AV-Block III°
(4) supraventrikuläre Extrasystolen

14 C 15 E 16 B 17 D

(A) nur 2 ist richtig
(B) nur 3 ist richtig
(C) nur 4 ist richtig
(D) nur 1 und 2 sind richtig
(E) nur 2 und 3 sind richtig

18 45jähriger Landwirt, seit 5 Tagen Krankheitsgefühl, Glieder- und Gelenkbeschwerden, Temperaturen bis 38 °C. Auf dem Weg zum Hausarzt Mopedunfall, Sturz mit Prellung der linken Thoraxseite. Hausarzt veranlaßt Einweisung zur stationären Behandlung. Temperatur 39,5 °C, kein Husten, kein Auswurf. Gesamtleukozytenzahl 7 x 10^9/l (7000/mm^3), BSG 60/90 mm. Druckschmerz im Bereich der gesamten linken Thoraxhälfte, dort seit Unfall atemabhängige Schmerzen, auskultatorisch und perkutorisch kein sicherer Seitenunterschied, röntgenologisch keine Fraktur. Die Thoraxübersichtsaufnahme ergibt den wiedergegebenen Befund (siehe Abbildung Nr. 20 der Bildbeilage). - Welche Diagnose ist am wahrscheinlichsten?

(A) Mykoplasmenpneumonie
(B) Lungenkontusion
(C) Lungeninfarkt
(D) bakterielle Pneumonie
(E) Fettembolie

19 Eine 23jährige Patientin kommt wegen Durchfälle (±gl. 4–6 dünnbreiige, hellbraun gefärbte, voluminöse Stühle ohne Blutbeimengungen) zur Untersuchung. Die Durchfälle traten vor 3 Wochen am Ende eines Urlaubes in Norwegen auf. Seither Gewichtsabnahme von ca. 4 kg. Vor dieser Zeit war der Stuhlgang stets normal mit Ausnahme einer einmaligen kurzdauernden Durchfallepisode vor ca. 10 Jahren.
Das wiedergebene Röntgenbild (siehe Abbildung Nr. 21 der Bildbeilage) spricht für das Vorliegen welcher der nachfolgend genannten Erkrankungen?

(A) einheimische Sprue (Zöliakie)
(B) intestinale Lipodysophie (M. Whipple)
(C) Salmonellenenteritis
(D) Dünndarmveränderungen bei Fischbandwurmbefall (Bothriocephalus latus)
(E) Enteritis regionalis (M. Crohn)

17 D 18 A 19 A

20 Eine 62jährige Patientin kommt mit Schmerzen im linken Unterbauch zur Untersuchung. Die rektale Temperatur beträgt 38,6 °C. Die Patientin berichtet, daß sie über Jahre zur Obstipation neige, zeitweise habe sie in den letzten Wochen jedoch Durchfall gehabt mit Schleimbeimengung. Laborbefunde: Leukozyten 13 x 10^9/l (13 000/mm^3), BSG 47/98 mm, HB 107 g/l; Stuhl auf okkultes Blut: 1 x positiv, 2 x negativ.
Die Anamnese und der wiedergegebene Befund (siehe Abbildung Nr. 22 der Bildbeilage) sprechen am ehesten für

(A) stenosierende Divertikulitis
(B) zirkulär wachsendes, stenosierendes Karzinom
(C) Morbus Crohn
(D) Colitis ulcerosa mit Fistelbildung
(E) Amöbenkolitis

21 Ein 28jähriger Patient ist auf die ausgestreckte rechte Hand gestürzt. Im Bereich des Daumenballens besteht eine Weichteilschwellung mit Hämatombildung. Die Röntgenuntersuchung ergibt folgenden Befund (siehe Abbildung Nr. 23 der Bildbeilage). – Bei der vorliegenden Verletzung handelt es sich um eine

(A) Bennett-Luxationsfraktur
(B) Navikulare-Fraktur
(C) sog. Y-Fraktur des Metakarpale I
(D) Fraktur des Os trapezium
(E) Luxation des Daumenmittelgliedes mit Absprengung eines Knorpelstückes

22 Ein 20jähriger Patient ist vor 14 Tagen beim Handballspiel auf die ausgestreckte Hand gestürzt. Es besteht eine Weichteilschwellung im Bereich des radialen Handgelenks und der Tabatiere.
Der klinische Befund in Verbindung mit dem beigefügten Röntgenbild (siehe Abbildung Nr. 24 der Bildbeilage) spricht am ehesten für ein Sudeck-Syndrom,
weil
auf dem beigefügten Röntgenbild (siehe Abbildung Nr. 24 der Bildbeilage) eine für ein Sudeck-Syndrom typische Lunatummalazie erkennbar ist.

23 Eine 63jährige Patientin klagt 8 Tage nach einer Urlaubsreise über heftige Bauchschmerzen, gehäuftes Aufstoßen und Erbrechen. – Die klinische Symptomatik in Verbindung mit dem Röntgenbild (siehe Abbildung Nr. 25 der Bildbeilage) spricht am ehesten für

20 A 21 A 22 E 23 D

(A) Colitis ulcerosa
(B) toxisches Megakolon
(C) akute Gastroenteritis
(D) Ileus
(E) Sigma-Divertikulitis

24 Eine 28jährige Patientin klagt über krampfartige Schmerzen im Abdomen. Palpatorisch ist eine Resistenz im rechten Unterbauch festzustellen. Es besteht eine Eisenmangelanämie. Auf Befragen gibt die Patientin an, sie habe in der letzten Zeit erheblich an Gewicht verloren. – Welche Diagnose ist unter Berücksichtigung des beigefügten Röntgenbildes (siehe Abbildung Nr. 26 der Bildbeilage) am ehesten wahrscheinlich?
(A) stielgedrehte Geschwulst des rechten Ovars
(B) chronische Appendizitis
(C) Ileitis terminalis (Morbus Crohn)
(D) entzündetes Meckelsches Divertikel
(E) Karzinom des Dickdarms

25 Für welche der folgenden Erkrankungen spricht das Elektropherogramm (siehe Abbildung Nr. 27 der Bildbeilage)?
(A) Antikörpermangel-Syndrom
(B) nephrotisches Syndrom
(C) Leberzirrhose
(D) Makroglobulinämie Waldenström
(E) Plasmozytom

26 Eine 78jährige Patientin rutscht in ihrer Wohnung mit dem linken Bein auf einem Teppich aus und stürzt. Sie empfindet danach Schmerzen im distalen Oberschenkel links, kann aber noch gehen. Wegen der anhaltenden Schmerzen sucht sie am nächsten Tag den Arzt auf.
Bei der Untersuchung ist die Beweglichkeit in beiden Knie- und Hüftgelenken eingeschränkt, jedoch seitengleich. Die Röntgenuntersuchung ergibt folgenden Befund (siehe Abbildung Nr. 28 der Bildbeilage). – Es handelt sich am ehesten um eine(n)
(A) Arthrosis deformans ohne knöcherne Verletzung
(B) laterale Schenkelhalsfraktur
(C) eingekeilte Schenkelhalsfraktur bei Koxarthrose
(D) Hüftgelenksluxation
(E) hinteren Pfannenrandabbruch

23 D 24 C 25 A 26 C

Antwort	Aussage 1	Aussage 2	Verknüpfung
A	richtig	richtig	richtig
B	richtig	richtig	falsch
C	richtig	falsch	–
D	falsch	richtig	–
E	falsch	falsch	–

27 Eine 45jährige Frau (60 kg/170 cm) klagt seit 3 Monaten über zunehmende, zuletzt krampfartige Oberbauchschmerzen, vorwiegend rechts. Seither Gewichtsabnahme von etwa 5 kg.

Anamnestisch mit 17 Jahren erstmals „Gallenkoliken". Mit 25 Jahren Cholezystolithiasis festgestellt, daraufhin Cholezystektomie. Mit 35 Jahren wegen Verschlußikterus Relaparotomie, dabei Entfernung mehrerer Choledochussteine und Choledochoduodenostomie. Anwendung hormoneller Antikonzeptiva wird negiert.

Bei der jetzigen stationären Aufnahme Subikterus, Körpertemperatur um 39 °C, Hb 115 g/l, Erythrozyten 3,3 x 10^{12}/l (3,3 Mill./mm^3), Leukozyten 10 x 10^9/l (10 000/mm^3), im Differntialblutbild 20% Stabkernige. Serumeisen 9 μmol/l = 500 μg/l (50 μg%), Bilirubin 68 μmol/l = 40 mg/l (4 mg%), GOT 80 U/l, GPT 100 U/l, alkalische Phosphatase 500 U/l, Gamma-GT 250 U/l, Amylase und Lipase im Serum normal. Sonographisch keine Konkremente.

Das wiedergegebene Röntgenbild ist ein Ausschnitt der Abdomenübersichtsaufnahme (siehe Abbildung Nr. 29 der Bildbeilage). – Welche Diagnose ist am wahrscheinlichsten?

(A) Pankreaskarzinom
(B) Hepatitis B postoperativ
(C) Konkrementrezidiv mit komplettem Verschluß
(D) Cholangitis
(E) Leptospirose

26 C 27 D

Original Prüfungs-Abbildungen

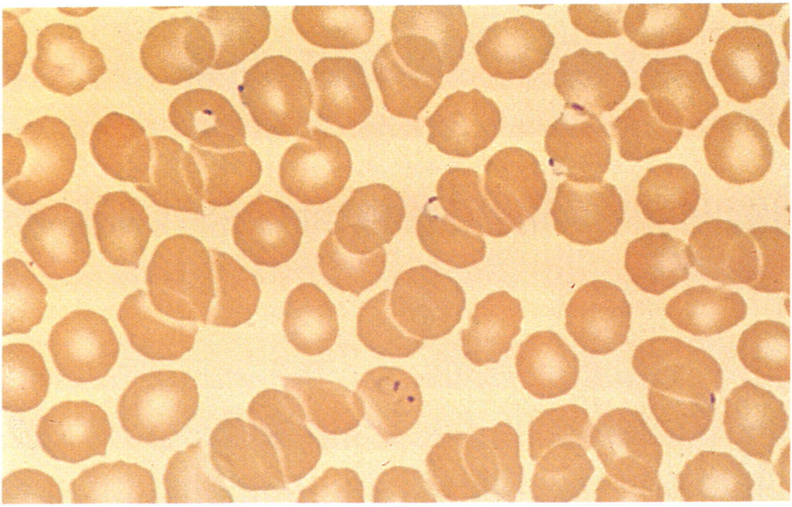

Abbildung 1 (Oktober 1983)

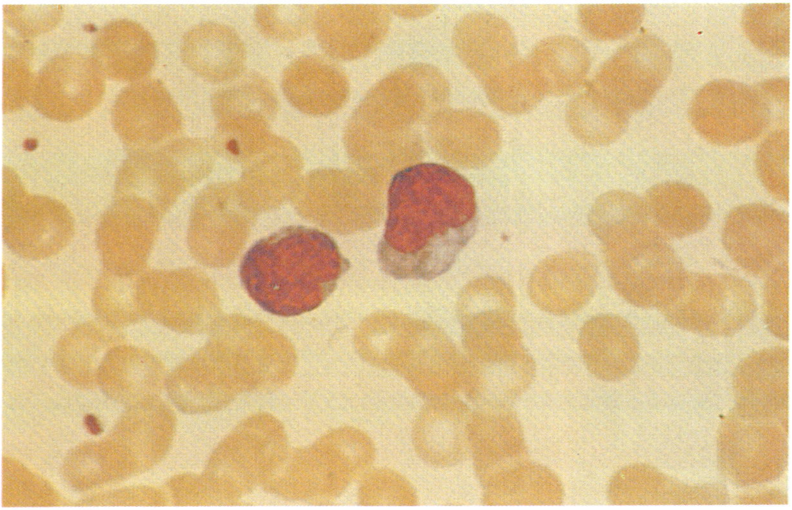

Abbildung 2 (Oktober 1983)

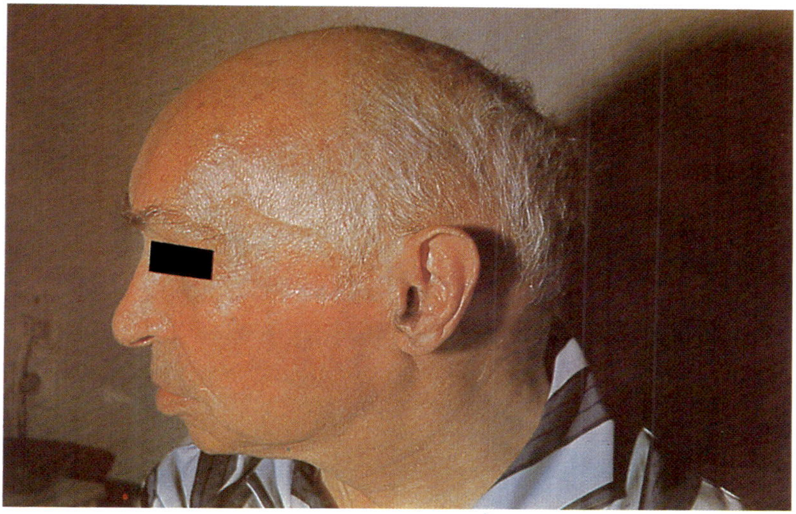

Abbildung 3 (Oktober 1983)

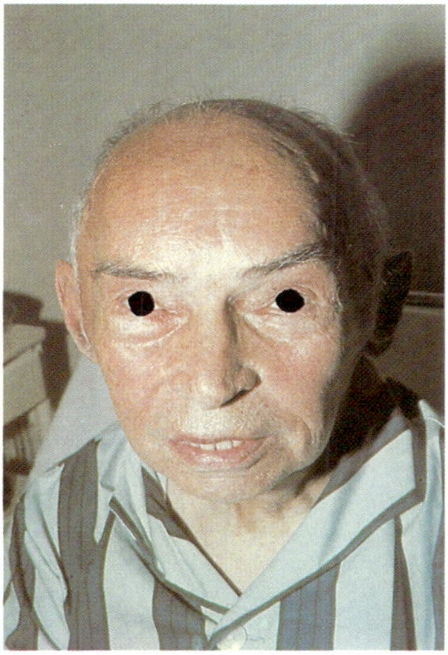

Abbildung 4 (Oktober 1983)

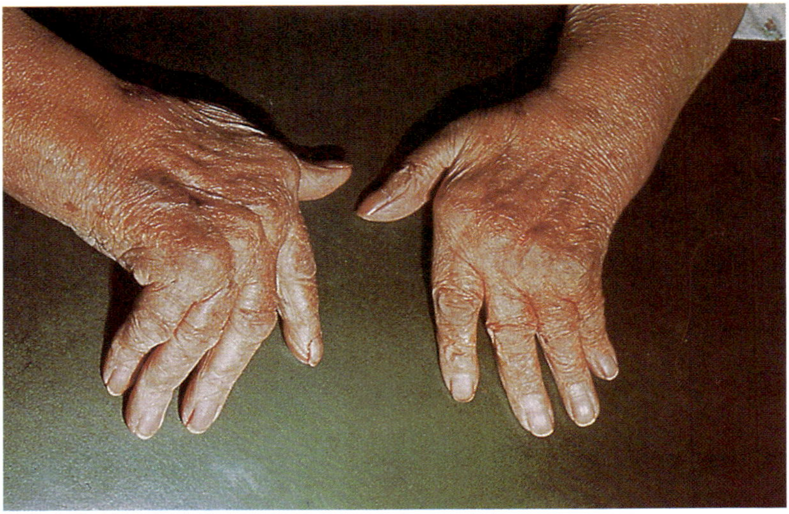
Abbildung 5 (Oktober 1983)

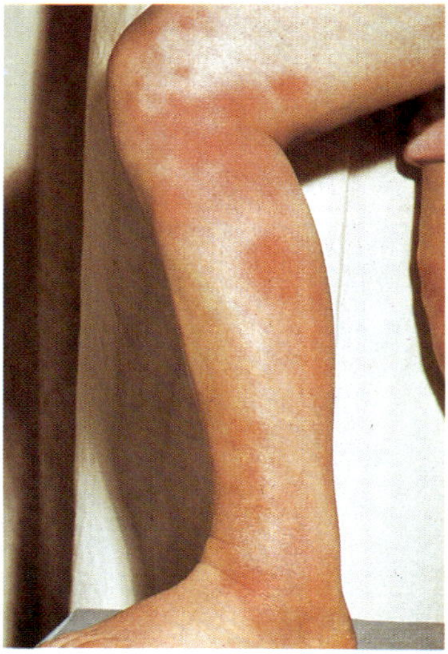
Abbildung 6 (Oktober 1983)

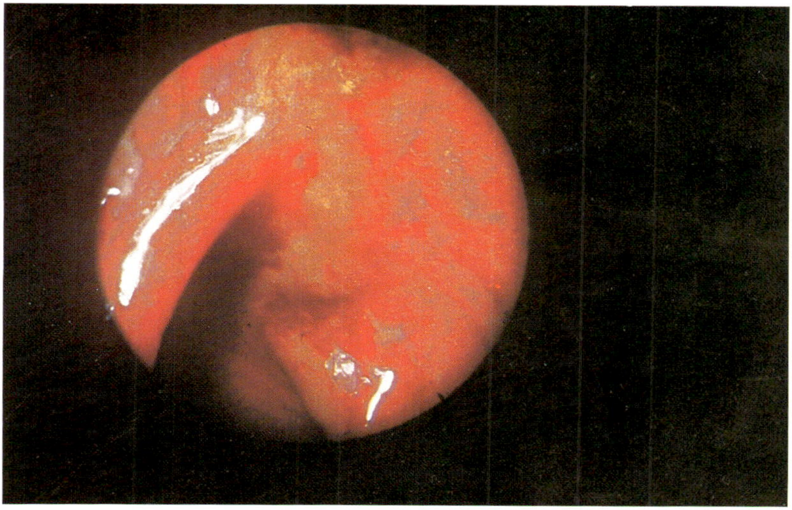

Abbildung 7 (Oktober 1983)

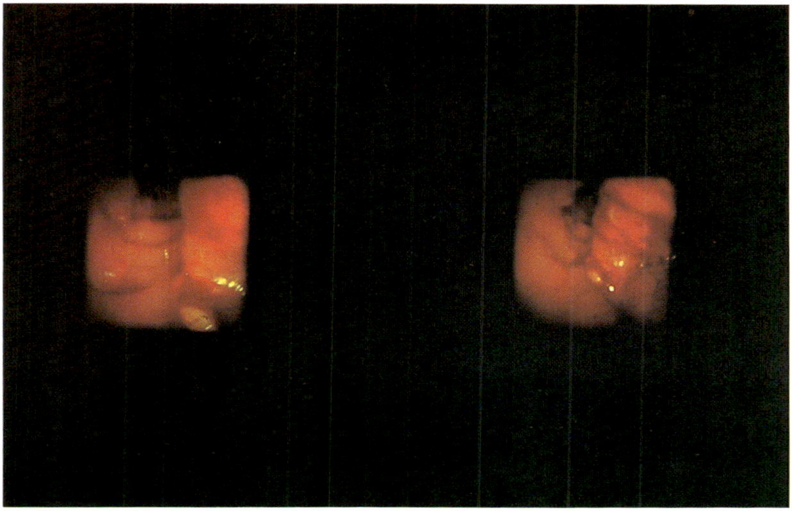

Abbildung 8 (Oktober 1983)

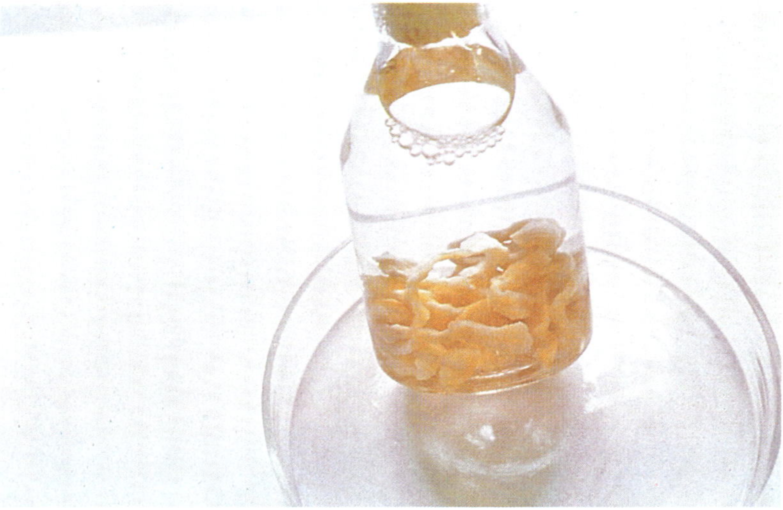

Abbildung 9 (Oktober 1983)

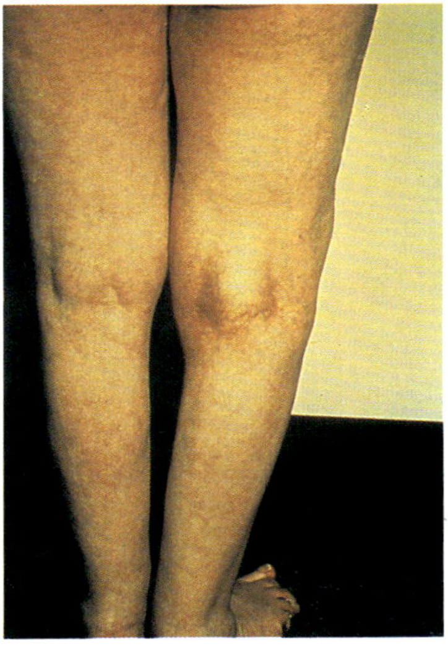

Abbildung 10 (Oktober 1983)

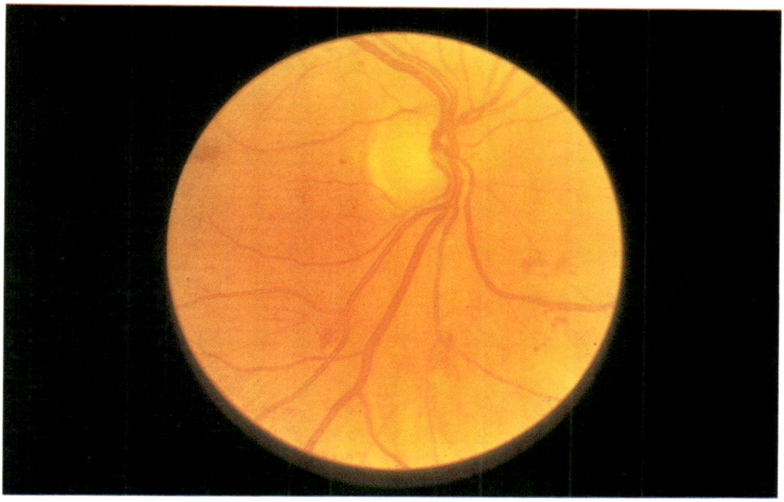

Abbildung 11 (Oktober 1983)

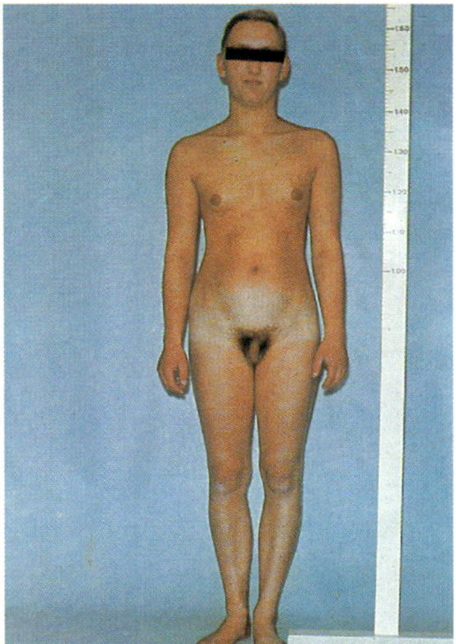

Abbildung 12 (Oktober 1983)

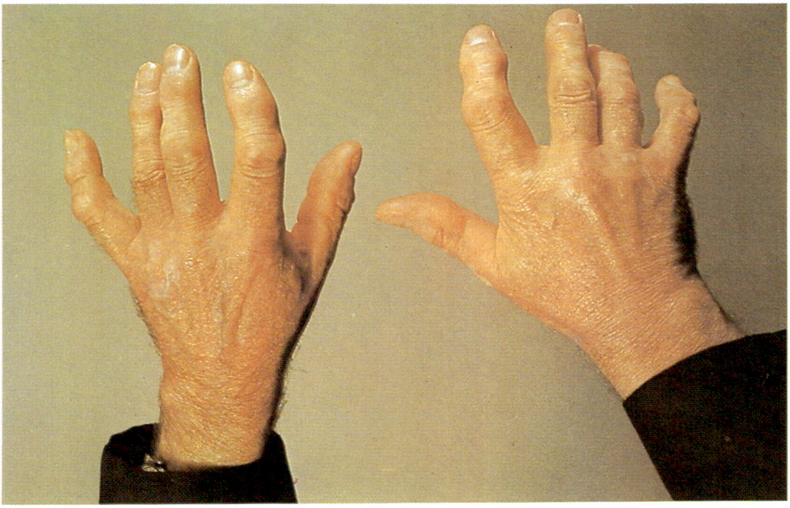

Abbildung 13 (Oktober 1983)

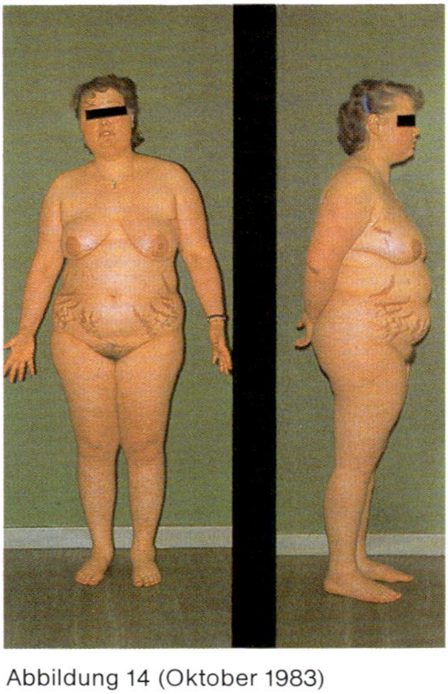

Abbildung 14 (Oktober 1983)

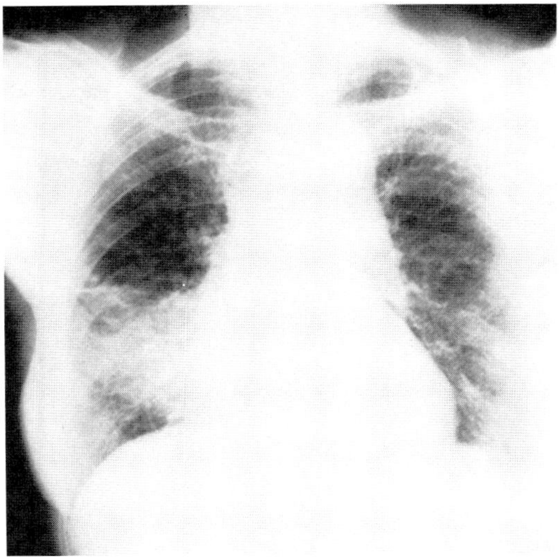

Abbildung 15 (Oktober 1983)

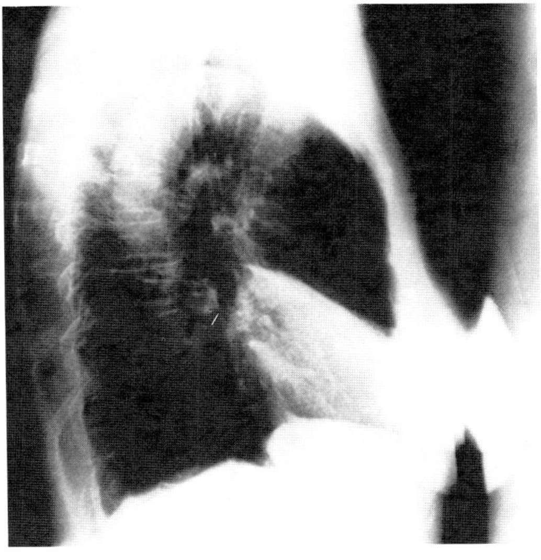

Abbildung 16 (Oktober 1983)

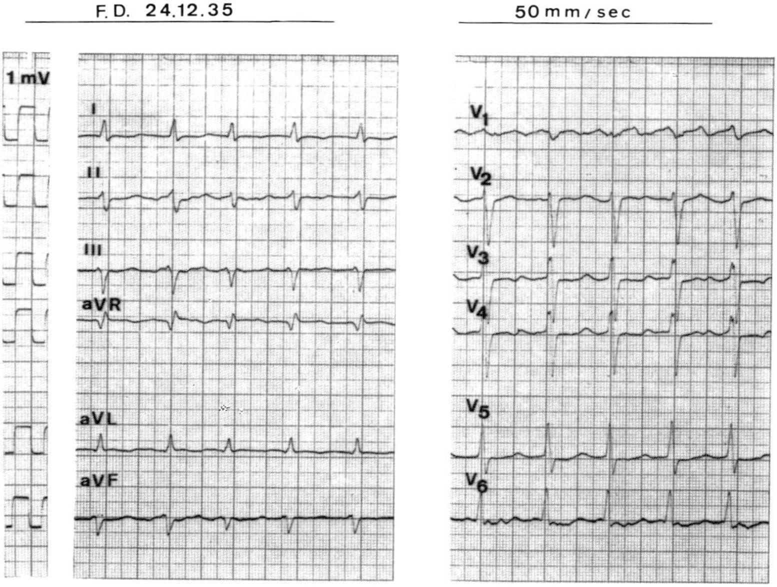

Abbildung 17 (Oktober 1983)

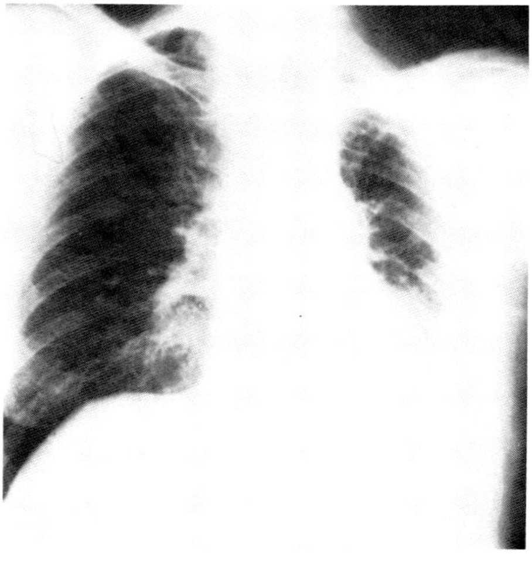

Abbildung 18 (Oktober 1983)

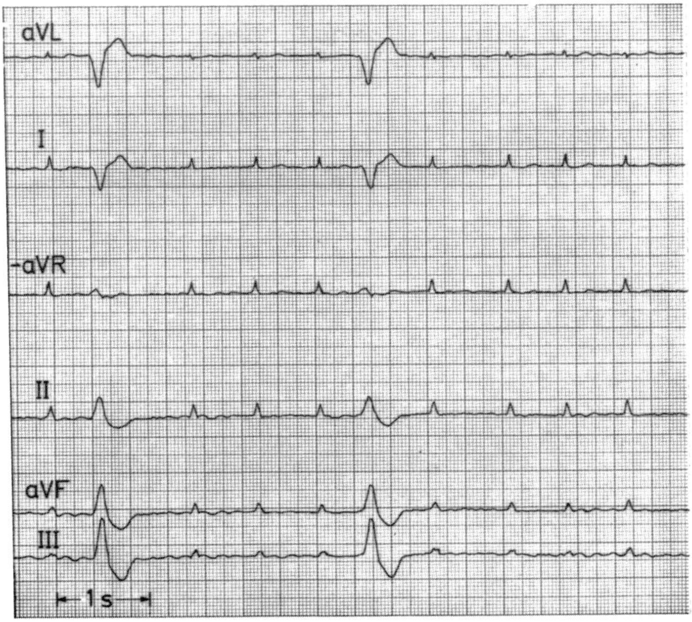

Abbildung 19 (Oktober 1983)

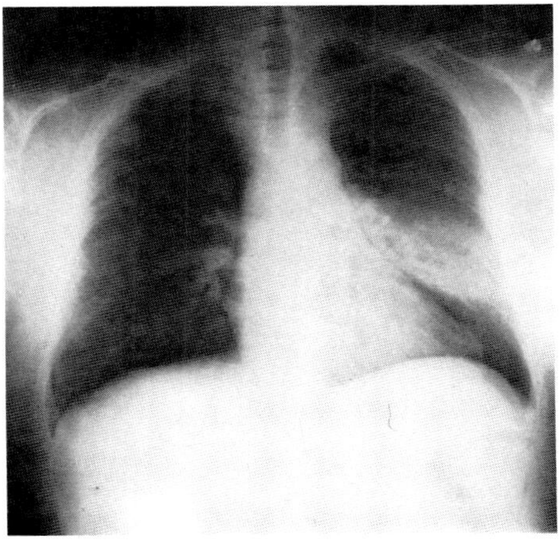
Abbildung 20 (Oktober 1983)

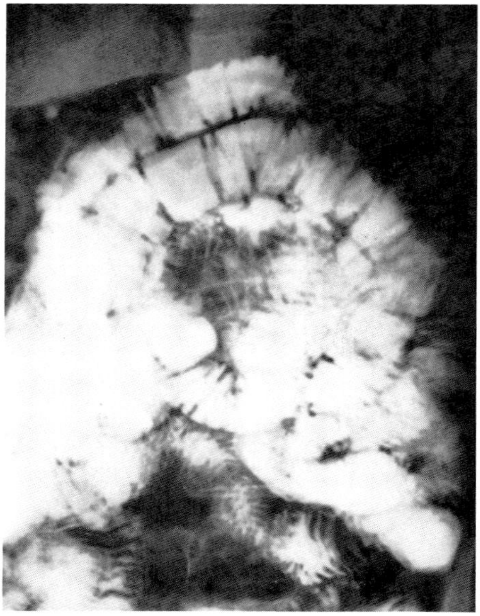

Abbildung 21 (Oktober 1983)

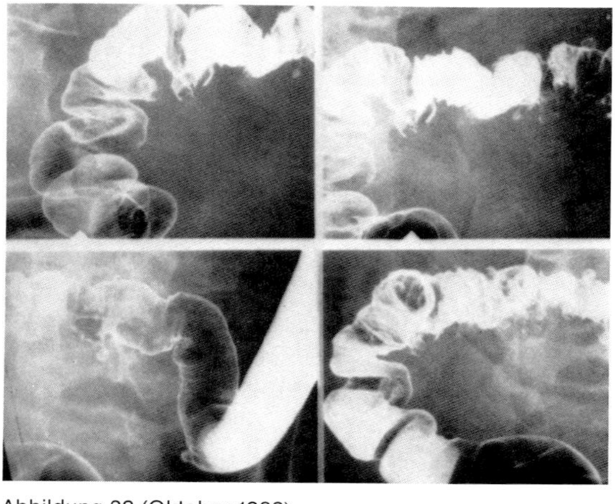

Abbildung 22 (Oktober 1983)

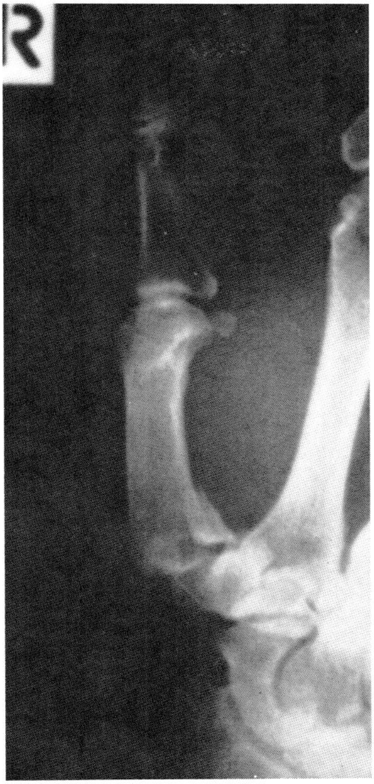

Abbildung 23 (Oktober 1983)

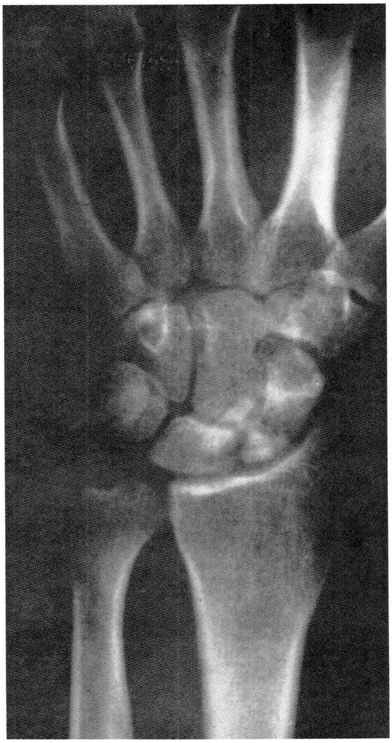

Abbildung 24 (Oktober 1983)

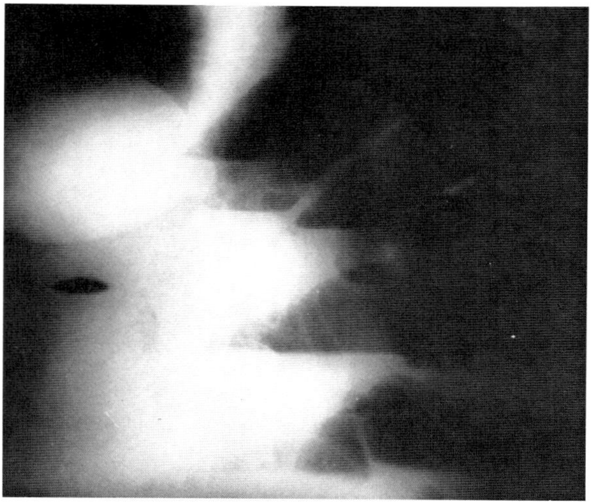

Abbildung 25 (Oktober 1983)

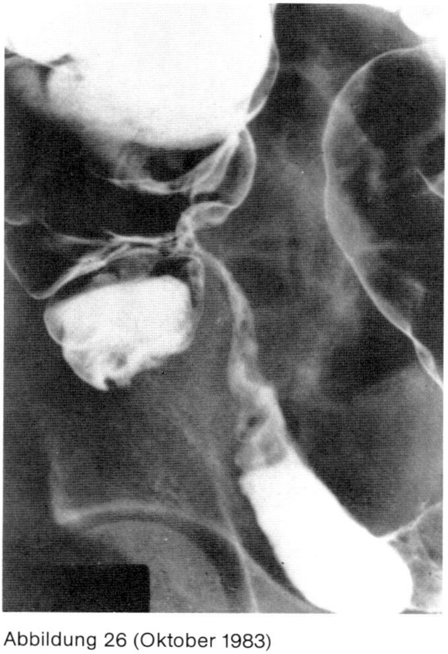

Abbildung 26 (Oktober 1983)

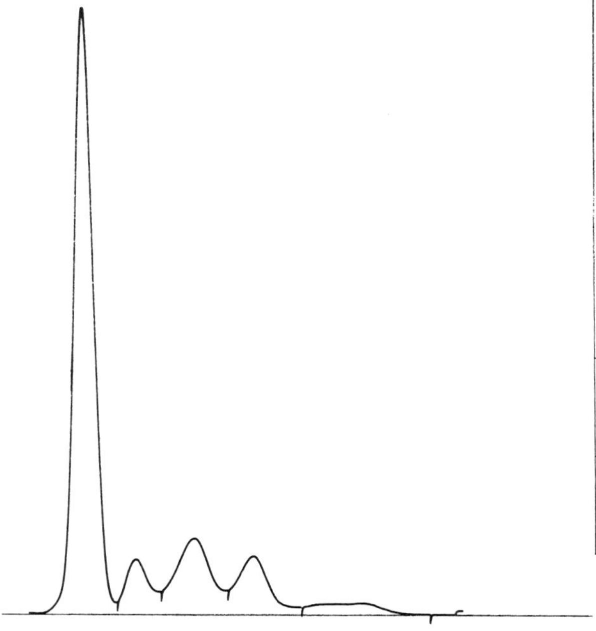

		Albumin	α_1	α_2	β	γ
Ref. Wert%		57-68	1-6	5-11	7-13	10-18
Wert %		**63.1**	**7.5**	**14.7**	**10.3**	**4.2**
Ref. Wertg/l		33-59	1,2-3,5	3,3-7,8	5,5-10,8	8,0-16,5
Wert g/l		**34.7**	**4.1**	**8.1**	**5.7**	**2.3**
Ges. EW g/l	55					

Abbildung 27 (Oktober 1983)

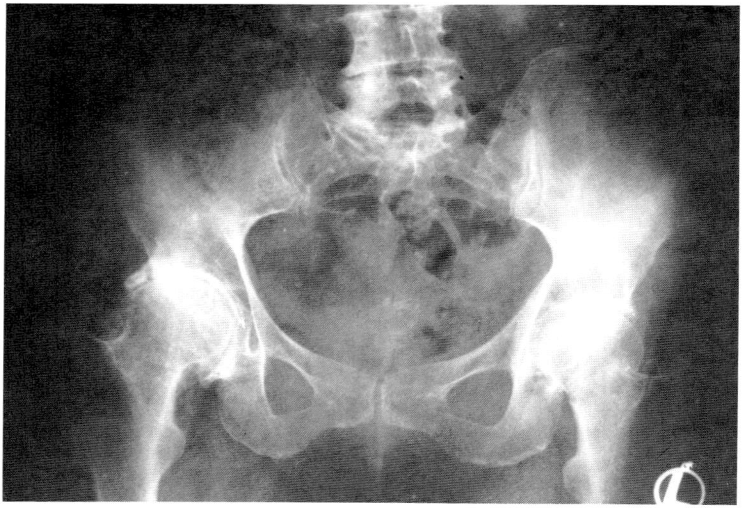

Abbildung 28 (Oktober 1983)

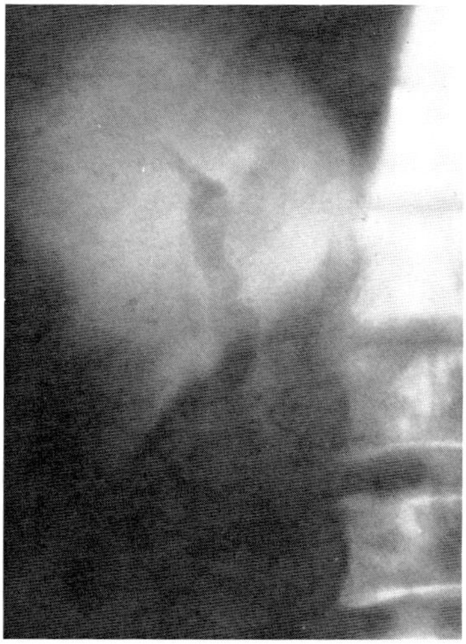

Abbildung 29 (Oktober 1983)

Kommentare zu Klinischen Fallbeschreibungen IV

1 B – V.a. in der Mitte unten sieht man einen Erythrozyten mit zwei ring-
Abb. 1 förmigen Plasmodien, in diesem Stadium Trophozoiten genannt. Die Erythrozyten sind teilweise vergrößert und abgeblaßt.

zu (A): Bei Z.n. Splenektomie als Zeichen einer gestörten Normoblastenentkernung, kein Hof, keine Ringformen.

zu (C): Heinzsche Innenkörper entstehen durch oxydative Denaturierung des Hb bei hämolytischen Anämien. Sie sind nur mit Vitalfärbung (Brillantkresyblau) darstellbar.

zu (D): Basophile Ring-, Schleifen- und Schlingenbildung von Erythrozyten-Kernresten bei schweren Anämien (M. Biermer) u.a.

zu (E): Extrazellulär.

Der **massive** Befall der Erythrozyten mit den Siegelringformen beweist das Vorliegen eines Malaria **tropica** fast.

Vgl. Wiesmann S. 405 Abb. 64. Sieg 6.39 Abb. 6.16!

2 C – Fieber, Halsschmerzen und zervikale Lymphknotenschwellung bei
Abb. 2 einem Jugendlichen zwischen 15 und 25 Jahren sollten immer an eine Mononucleosis infectiosa denken lassen. Häufig kann eine Splenomegalie und eine anikterisch verlaufende Hepatitis (Transaminasenerhöhung) mit guter Prognose, dazu eine Tonsillitis und Pharyngitis, seltener eine Myokarditis, ein Exanthem oder eine ZNS-Beteiligung gefunden werden. Die Diagnose wird gesichert durch den Nachweis sog. Drüsenfieberzellen, Zellen mit Merkmalen von Lympho- und Monozyten, im Blutausstrich (sh. Abb. Nr. 2) und den Nachweis heterophiler Antikörper im Paul-Bunell-Test. Das Knochenmark weist keine spezifischen Veränderungen auf. Therapie: Bettruhe, Mundpflege, bei Bedarf Antitussiva und Antipyretika. Antibiotika nur bei bakteriellen Sekundärinfektionen. Keine Ampicillingaben, da hierbei gehäuft Exantheme durch Antikörperbildung gegen Ampicillin auftreten.

3 A – Der M. Paget befällt bevorzugt Männer in höherem Alter und beruht
Abb. auf einem schleichend verlaufenden Knochenumbau (v.a. LWS,
3 + 4 Becken, Schädel, Oberschenkel und Tibia). Der Knochen ist verdickt, neigt aber zu Deformierung (Säbelsheidentibia) und Spontanfrakturen. Die betroffenen Patienten klagen über rheumatische Beschwerden im LWS-Bereich und über eine Abnahme der Körpergröße. Bei zunehmendem Schädelumfang (der Hut wird zu klein!) treten Kopfschmerzen, Hör- und Sehstörungen auf.

zu (B): Jüngere Altersgruppen, keine Zunahme des Schädelumfanges, Hyperparathyreoidismus.

zu (C): Marmorknochenkrankheit, angeboren.
zu (E): Die charakteristische Vergrößerung von Unterkiefer, Ohren, Nase und Mund fehlt.
Schwerhörigkeit ist typisch für M. Paget.

4 A – *Abb. 5* Das Bild zeigt für die chronische Polyarthritis im fortgeschrittenen Stadium typische Mutilationen in Form der ulnaren Deviation der Finger. Atrophie der M. inter ossei und Atrophie der Haut.

5 C – *Abb. 6* Der akute M. Boeck (Löfgren-Syndrom) befällt bevorzugt Frauen im mittleren Lebensalter. Neben dem Erythema nodosum und einer doppelseitigen Hiluslymphknotenschwellung treten fieberhafte, schmerzhafte Gelenkschwellungen (v.a. Sprung-, Ellenbogen- und Kniegelenke) auf.
Die Abb. 6 zeigt ein Erythema nodosum.

6 C – *Abb. 7* Blutabgänge mit Schleim- und Eiterbeimengung sind ein obligates Zeichen der Colitis ulcerosa. Bleibt die Erkrankung auf das Rektum beschränkt, kann der Stuhl normal geformt bleiben. Charakteristischer sind aber Durchfälle. Die wichtigste diagnostische Maßnahme bei C.u. ist die Rektosigmoidoskopie: Die Schleimhaut zeigt eine Hyperämie, Erosionen von wechselnder Größe und vereinzelt gelblichen schleimig-eitrigen Exsudatauflagerungen. Schon bei geringer Berührung treten Blutungen auf.
Vgl. Otto/Ewe Sieg 21.4ff.

7 B – *Abb. 8* Es wird nur wenigen Studenten im Praktischen Jahr vergönnt gewesen sein, ein Magenkarzinom durch das Gastroskop gesehen zu haben. Die beiden Aufnahmen zeigen ein polypös wachsendes Karzinom mit flachen, unregelmäßig begrenzten Erosionen bzw. Ulzerationen. Die histologische Untersuchung wird die Diagnose bestätigen. Wenn der Patient in einem operablen Gesamtzustand ist, wird nach Möglichkeit eine totale Gastrektomie durchgeführt.
Vgl. Sieg. 20.33 Abb. 20.27.

8 C – *Abb. 9* Wenn man die gezeigten Bandwurmglieder noch nie in natura gesehen hat, ist die Frage schwer zu beantworten. Der Mensch infiziert sich durch Genuß rohen oder halbrohen, finnehaltigen Schweine- oder Rindfleisches. Die Syptome sind unspezifisch: Appetitlosigkeit u./o. Heißhunger, Durchfall, Abmagerung, Bauchschmerzen, nervöse Beschwerden und Pruritus ani. Die Diagnose wird gestellt durch den Nachweis der 1 cm langen ca. 0,7 cm breiten Glieder im Stuhl. Therapie mit Niclosamid (Yomesan) oder Praziquantel (Cesol).
Vgl. Wiesmann S. 445: Asceris sieht ganz anders aus.
Taemiasis: Wiesmann S. 433: Abb. 68.
Die Abb. 9 zeigt die einzelnen Proglottiden.

9 C – Die Bakersche Zyste entspricht dem Ganglion am Handgelenk. Sie
Abb. 10 ist eine Ausstülpung der Gelenkschleimhaut durch einen Schlitz in der fibrösen Gelenkkapsel. Der Inhalt läßt sich, wie am Handgelenk, oft ausdrücken. Schmerzen treten v.a. bei gebeugtem Knie auf. Befallen sind bevorzugt arthrotische Kniegelenke. Therapie: Freipräparation und Entfernung der Zyste.
Bakerzyste = „Synovial-hernie“
Vorkommen bei chronischen Entzündungen, z.B. bei PCP.
Vgl. Pschyr. 115!

10 B – Ein gut eingestellter Diabetiker sollte einen Nüchternblutzucker unter
Abb. 11 120 mg%, postprandiale Blutzuckerwerte unter 160 mg%, eine Glukosurie unter 5 g/24 h und kein Azeton im Urin haben. Bei der Patientin aus der Aufgabe zeigt der Rückgang der Glukosurie nicht etwa eine optimale Einstellung an, sondern ist als Hinweis auf eine diabetische Nephropathie mit Erhöhung der Nierenschwelle für Glukose anzusehen. Nach einem Verlauf von 10 Jahren zeigen bereits mehr als 50% der Typ II-Diabetiker Veränderungen im Sinne der diabetischen Mikroangiopathie: Neuropathie (Fehlen der Achillessehnenreflexe), Gangrän, Retinopathie (in Abb. Nr. 11 kleine Blutungsherde und Mikroaneurysmen, aber noch keine präretinalen Bindegewebsstränge wie bei der Retinopathia proliferans und keine cotton-wool-Exsudate wie bei der Retinopathia hypertensiva) und Glomerulosklerose Kimmelstiel-Wilson. Deutliche Hinweise auf die zuletzt genannte Nierenveränderung sind die Proteinurie, die geringe Erhöhung der harnpflichtigen Substanzen und die arterielle Hypertonie. Die Prognose ist nicht gut, ein Fortschreiten der chronischen Niereninsuffizienz nicht zu vermeiden.
Vgl. Riecker: Therapie innerer Krankheiten.
Springer-Verlag: Kapitel: Diabetologie
Vgl. Berger: Praxis der Insulintherapie.
Springer, Kliniktaschenbücher (Firma: Novo).

11 A – Der Patient ist etwa 165 cm groß (klein)
Abb. 12 XYY haben **keinen** Hypogonadismus! XXY ist etwa gleich häufig wie XYY (= Supermänner) zu erwarten.
XYY-Syndrom: Großwuchs, meist normales Spermiogramm, **normal großer Hoden,** meist fertil.
Sieg. 3.11: Karyotyp
Sieg. 1.19: Klinefelter-Syndrom, Sexchromatin.
Die Zeichen des Klinefelter-Syndroms sind **Hypogonadismus,** Gynäkomastie und erhöhte Gonadotropinausschüttung. Die Patienten sind phänotypisch männlich bie positivem Geschlechtschromatin (XXY).

Die Hoden sind nur **bohnengroß** und infolge einer zunehmenden Leydigzelldegeneration besteht Androgenmangel und Infertilität. Die äußeren männlichen Geschlechtsmerkmale sind unterentwickelt, durch frühzeitige Hormonsubsitution aber weitgehend zu normalisieren. Nicht zum typischen Klinefelter-Syndrom paßt die kleine Körpergröße des gezeigten Patienten. Klinefelter-Patienten sind i.d.R. durch eine abnorme Beinlänge überdurchschnittlich groß.

Check-Liste Endokrinologie S. 195 ff.
Psychyr. S. 609, Schettler I S. 326 ff.
Lobhart: Klinik der Inneren Sekretion S. 473: XYY-Trisomie.
XYY gehäuft bei Gefängnisinsassen und Polizisten.

12 C – *Abb. 13* Die Abbildung zeigt die typischen Manifestationen der Arthrosis deformans an den Händen: An den Fingermittelgelenken die Bouchardschen Knoten, an den Fingerendgelenken die Heberden-Knötchen. Die Knoten sind wenig durckschmerzhaft und unverschieblich. Insgesamt besteht eine nur geringe Schmerzhaftigkeit der Gelenke bei passiver Bewegung. Die BSG ist nicht oder nur mäßig erhöht, Rheuma- und Entzündungszeichen sind nicht nachweisbar. Die Funktionseinschränkung bleibt gering (im Gegensatz zur cP).

13 E – *Abb. 14* Schon der äußere Aspekt der Patientin läßt die Verdachtsdiagnose eines Cushing-Syndroms zu. Die Erkrankung manifestiert sich bevorzugt im 3. und 4. Lebensjahrzehnt. Gewichtszunahme durch Stammfettsucht und periphere Ödeme bei gleichzeitiger Muskelstrophie, Osteoporose, Striae rubrae, Spontanhämatome, Haarausfall, Hochdruck (Mineralkortikoidwirkung), diabetische Stoffwechsellage, psychische Veränderungen, Thromboseneigung, Steroidakne und Virilismus mit Zyklusstörungen und Amenorrhoe (Androgenstimulierung durch ACTH-Erhöhung) sind die Symptome.

Merke: Der Cushing-Patient hat einen Leistungsknick, der Adipöse fühlt sich wohl! D.h. der Cushing-Patient fühlt sich krank!

Ausschluß eines Cushing-Syndromes mit Dexamethason-Kurz-Test, nicht mit Cortisol-Tagesprofil.

14 C – *Abb. 15 + 16* Die Verschattung liegt, wie das rechte Seitenbild zeigt, im Mittellappen. Der Unterlappen liegt in der Seitenaufnahme weiter nach dorsal und kranial, im d.v.-Bild müßte eine Verschattung des Unterlappens den rechten Sinus phrenicocostalis mit einbeziehen.

15 E – *Abb. 17* Subjektive Zeichen einer Mitralinsuffizienz sind verminderte Belastbarkeit, Dyspnoe, Tachykardie, später dann Zeichen der Lungenstauung und zuletzt Rechtsinsuffizienzzeichen. Linker Vorhof und linke Kammer sind verbreitert, wodurch der Herzspitzenstoß nach außen und unten verlagert ist. Auskultatorisch steht ein systolisches Decrescendo- oder Bandgeräusch im Vordergrund, das in die Axilla fortgeleitet wird. Ähnlich wie bei der Mitralstenose trifft in fortgeschrittenen Fällen Vorhofflimmern und absolute Arrhythmie (Pulsdefizit) auf. Das abgebildete EKG zeigt einen überdrehten Linkstyp und Vorhofflimmern als Zeichen der Linksherzbelastung.

16 B – Das maligne Pleuramesotheliom manifestiert sich 30–50 Jahre nach der *Abb. 18* ersten Asbestexposition. Die Erkrankung beginnt schleichend mit erhöhter Ermüdbarkeit, einseitigen Thoraxschmerzen und Belastungsdyspnoe. Im weiteren Verlauf treten rezidivierende Pleuraergüsse auf, die in 50% der Fälle hämorrhagisch sind. Trotz dieser Ergüsse schrumpft die betroffene Thoraxhälfte, und das Mediastinum wird zur befallenen Seite verschoben. Neben einem ausgedehnten Erguß und der Mediastinalverschiebung zeigt das Röntgenbild eine fleckige Verschattung der linken Lungehälfte. Die Prognose dieser als Berufskrankheit anerkannten Erkrankung ist infaust.

17 D – P-Zacken sind nicht mehr zu erkennen. Stattdessen treten unregel- *Abb. 19* mäßige kleine Flimmerwellen (besonders deutlich in Abb. III) auf. Durch die unregelmäßige Überleitung der Erregung auf die Kammern entsteht eine absolute Arrhythmie der Kammerkomplexe mit einer Frequenz um 85/min. Zusätzlich bestehen ventrikuläre Extrasystolen, hier unter dem Bild eines Rechtsschenkelblockes (also im linken Ventrikel entstanden).

zu (3): Vollständige Unterbrechung der Überleitung vom Vorhof zur Kammer, Kammerfrequenz unter 60/min.

zu (4): Kammerkomplexe sind nicht deformiert.

Leider fehlt die Eichzacke (1 mV).

18 A – Besonders eindrucksvoll bei der atypischen (Mykoplasma-) Pneu- *Abb. 20* mie ist die Diskrepanz zwischen geringem Auskultationsbefund und ausgeprägtem Lungenbefund. Röntgenologisch zeigt sich ein nicht zu dichtes, eher schleierförmiges Infiltrat. Die Erkrankung beginnt schleichend mit unklarem Krankheitsgefühl, Kopfschmerzen und Temperaturerhöhung. Husten fehlt am Anfang, kann aber im weiteren Verlauf als trockener Reizhusten ohne Auswurf dazukommen. Die Leukozyten bleiben in der Mehrzahl der Fälle im Normbereich.

19 A **ist richtig** – Die Diagnose Sprue wird gesichert durch die Dünndarm- *Abb. 21* biopsie und eine Magen-Darm-Passage. Die befallenen Dünndarmschlingen zeigen ein vergrößertes Schleimhautrelief, an einzelnen Schlingen ist die Schleimhautzeichnung gar nicht mehr zu sehen. Infolge des entstehenden Darmwandödems ist es zu einer Dehiszenz der Dünndarmschlingen gekommen. Charakteristisch für die Zöliakie ist außerdem eine beschleunigte Dünndarmpassage bei der MDP.

20 A **ist richtig** – Die Divertikulose (und als Folgeerkrankung die Divertikulitis) ist eine Erkrankung des höheren Lebensalters. So spricht man auch von „Linksappendizitis“ oder „Appendizitis der Greise“. Die Divertikulose entsteht durch Hypertonie infolge Engstellung des Darmes bei schlackenarmer Kost (Obstipation). Durch die Stase kann eine Entzündung eintreten. Dann wird ein Wechsel der Obstipation zur Diarrhoe beobachtet. Fieber, Leukozytose, Senkungsbeschleunigung, Zeichen peritonealer Reizung, in 20% positiver Hämoccult sind weitere Symptome. Die Diagnose wird durch Röntgendoppelkontrasteinlauf (nach der akuten Phase, sonst Perforationsgefahr!) gestellt. Therapie nach Abklingen der akuten Symptomatik: Sigmaresektion.
Abb. 22

21 A **ist richtig** – Es besteht eine basisnahe Fraktur des Metakarpale I mit artikulärer Stufe im Daumensattelgelenk. Das Hauptfragment ist noch dorsoradial disloziert (klinisch Daumenverkürzung), das mediovolare Fragment am Gelenk geblieben (Bennett-Fraktur). Klinik: Schmerzhafte Schwellung und Bewegungseinschränkung im Daumensattelgelenk, Daumenverkürzung, Therapie: Reposition, Retention mit Kirschnerdrähten, Schrauben oder Platten je nach Ausmaß der Fraktur.
Abb. 23

zu (C): Rolando-Fraktur.

22 E **ist richtig** – Auf dem gezeigten Röntgenbild sind keine Anzeichen einer Lunatummalazie (Sklerosierung, Verdichtung, Längsfissuren) zu sehen. Zwischen Lunatummalazie und Sudeck-Syndrom besteht kein Zusammenhang. Die Sudeck-Dystrophie gehört zu den Komplikationen der Bruchbehandlung nach gelenknahen Frakturen (z.B. distale UA-Fraktur), wiederholten Repositionsmanövern und unsachgemäßer Nachbehandlung. Typisch sind Dystrophien von Weichteilen und Knochen mit neurovegetativen Symptomen und Durchblutungsstörungen im postoperativen Verlauf. Das Röntgenbild zeigt, wie Anamnese und klinischer Befund schon vermuten lassen, eine querverlaufende Fraktur im Übergang vom proximalen zum mittleren Drittel des Os naviculare. Pseudarthrosegefahr mit Bewegungseinschränkung im Handgelenk nur durch konsequente und langdauernde Ruhigstellung zu bannen: 6 Wochen OA-Gips mit Daumengrundgelenk, dann mindestens 6 Wochen UA-Gips.
Abb. 24

23 D – Typische Anamnese. Vgl. Koller S. 154.
Abb. 25

24 C – Der M. Crohn befällt bevorzugt Männer und Frauen (1:1) im Alter zwischen 20 und 30 Jahren. Symptome sind: Dünnbreiiger, selten blutiger Durchfall, Schmerzen (Pseudoulkus, Pseudoappendizitis), Stenose-
Abb. 26

symptome (z.B. Erbrechen), Allgemeinerscheinung mit leichter Temperaturerhöhung, Gewichtsverlust, Anämie (Eisen- oder Vit. B_{12}-Mangel), Ödeme (Eiweißverlust) und Vitaminmangel. Begleiterkrankungen sind Iridozyklitis, Arthralgien, Erythema nodosum, Gallenstein- und Oxalatsteinbildung. Röntgenbefunde: Fadenförmige Stenose des terminalen Ileums, Pflastersteinrelief (im gezeigten Bild nur andeutungsweise) und geblähte Dünndarmschlingen. Häufig Darstellung von Fisteln.

25 A – Charakteristisch für das Antikörpermangelsyndrom ist das nahezu
Abb. 27 vollständige Verschwinden der Gamma-Fraktion in der Elektrophorese.

zu (B): Albumin erniedrigt, alpha-2 und beta erhöht.
zu (C): Albumin erniedrigt, beta und gamma erhöht.
zu (D und E): Schmalbsige, hohe gamma-Zacke.

26 C – Es besteht eine Pauwels I-Fraktur links. Die Fraktur ist zwar deutlich
Abb. 28 zu sehen, die Qualität der Beckenübersichtsaufnahme könnte jedoch besser sein. Eine Zielaufnahme der linken Schenkelhalsregion wäre wünschenswert. Außer der Fraktur ist eine Gelenkspaltverschmälerung (rechts mehr als links), eine Stenosierung von Hüftkopf und -pfanne bds. und Osteophytenbildung an den Pfannendachrändern sichtbar. Die außerdem zum Bild der Coxarthrose gehörenden Geröllzysten sind nicht eindeutig vorhanden.

27 D – Das Anlegen einer Choledochoduodenostomie wegen Gallenstein-
Abb. 29 leidens ist sehr umstritten, da das Verfahren unphysiologisch ist und eine hohe Komplikationsrate (z.B. rezidivierende Cholangitis) hat. Klinische Zeichen einer Cholangitis sind Fieber, oft Schüttelfrost (Sepsisgefahr), kolikartige rechtsseitige Oberbauchschmerzen und Subikterus bzw. Ikterus, Laborbefunde, Bilirubin meist nicht höher als 5 mg%, starke Erhöhung der aP und gamma-GT.

Literaturliste

Check-Liste Endokrinologie Thieme
Labhart: Klinik der Inneren Sekretion, Springer 1978

Innere:

Siegenthaler (Hegglin):	Differentialdiagnose Innerer Krankheiten, Thieme, 1984
Schettler I und II:	Innere Medizin, 5. Auflage 1980
Otto/Ewe:	Atlas der Rectoskopie und Coloskopie, Springer
Leger/Nagel:	Chirurgische Diagnostik, Springer, 1978
Truniger:	Wasser- und Elektrolythaushalt, Thieme, 15.80 DM
Koller et al.:	Notfallmedizin, Thieme (bestes Notfallbuch!)
C.S. So:	EKG, Selecta-Verlag
Pfannenstiel:	Diagnostik und Therapie von Schilddrüsenkrankheiten, Fa. Henning, Byh-Mallinkrocht
Rausch:	Fallgruben der Rheumadiagnostik MSD: Pharma-Firma
Mathies:	Merkmale der rheumatischen Erkrankungen Verlag Enke, Band 1, 1977

Chirurgie:

Heberer:	Chirurgie, Springer
Koslowski:	Chirurgie, Schattauer
Leger/Nagel:	Chirurgische Diagnostik, Springer 1978

Radiologie:

Lissner I + II:	Enke, 1979 und 1980 Thurn/Bücherler, Thieme 6. Auflage
Eder-Gedigk:	Springer, neueste Auflage 1983
Pschyrembel:	*Pschyrembel (grüne Farbe) neueste Auflage 1983*
Hollwich:	Augenheilkunde, Thieme 1979 (besser als Leydhecker)
Leydhecker:	Springer 1979
Wiesmann:	Med. Mikrobiologie, 1983, Thieme
Poeck:	Neurologie 6. Auflage

Cartoons und Medizynisches

Hans Biedermann

Die Drillinge des Sigmund Freud

1. Aufl. 1982, 130 S., kt. DM 24,80
ISBN 3-88454-651-1

Daß die Cartoonisten vor nichts zurückschrecken, ist bekannt. Mittlerweile haben sie sich auch auf den Dr. Sigmund Freud gestürzt und versuchen, seine Psychoanalyse durch den Kakao zu ziehen. Dieses Buch ist so eins von der Sorte: Kein Fachwerk, eher ein Mach-Werk, ein Ach- und Krach-Werk!

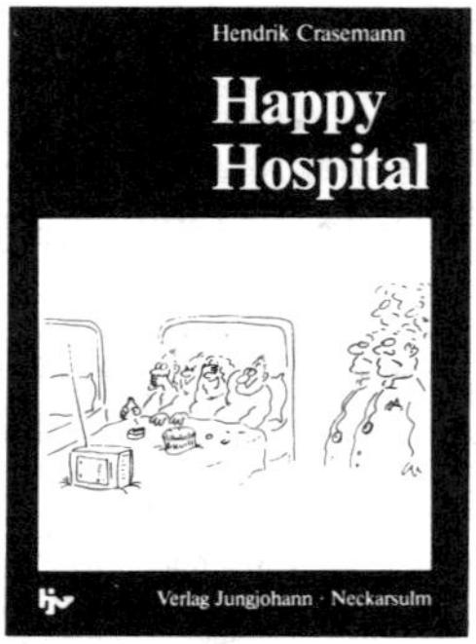

Hendrik Crasemann

Happy Hospital

1. Aufl. 1983, 70 S., kt. DM 14,80
ISBN 3-88454-655-4

Im „Happy Hospital“ ist die Welt noch in Ordnung. Hochbegabte Studenten, aufopfernd kämpfende Ärzte, kontaktfreudige Patienten und dramatische zwischenmenschliche Konflikte machen das Krankenhaus zu einer Oase des Glücks, wie es in keinem Arztroman besser beschrieben sein könnte!

Hendrik Crasemann

Happy Hospital

1. Aufl. 1983, 70 S., geb. 24,80
ISBN 3-88454-656-2

„Mit festem Einband ein gutes Geschenk“.

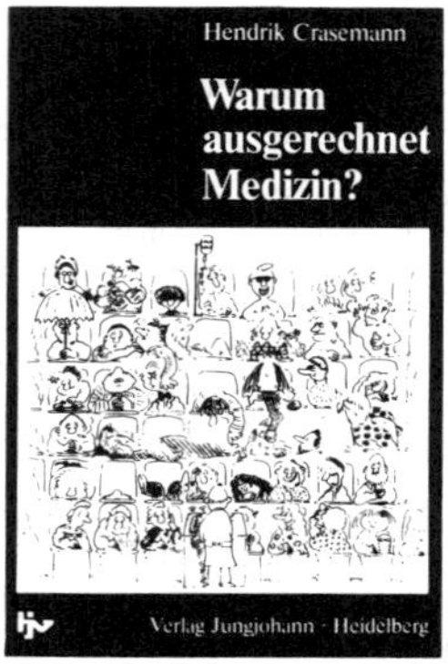

Hendrik Crasemann

Warum ausgerechnet Medizin?

1. Aufl. 1982, 74 S., kt. DM 14,80
ISBN 3-88454-652-X

Diese Frage wird am Anfang jeder medizinischen Ausbildung heftig und lebhaft diskutiert. Am Ende steht oft das Gefühl, froh zu sein, mit der Unmenge an theoretischem Wissen fertig zu werden. Vielleicht lohnt es sich, dann noch einmal an die menschlichen Motive für diesen Beruf zu denken...

Gerhard Uhlenbruck

Medizinische Aphorismen

1. Aufl. 1983, 120 S., 3 Abb., kt. DM 14,80
ISBN 3-88454-653-8

Der Autor sieht in seinen Aphorismen nicht nur eine Möglichkeit mit Hilfe seiner diagnostischen Ein-Satz-Freude die verschiedensten Sydnrome von Neid, Verlogenheit und ehrgeizigem Machtstreben im Bereich der Medizin und Wissenschaft zu therapieren, sondern auch die Ergebnisse eigener Fehlverhaltensforschung spitz zu formulieren:

Aphorismen als immunisierende Gegengiftpfeile!

Stand April 1985

Dr. Jungjohann Verlagsgesellschaft GmbH Neckarsulm